W0260964

Springer-Verlag Berlin Heidelberg GmbH 1918

Veröffentlichungen aus dem Gebiete des Militär-Sanitätswesens.

Herausgegeben von der Medizinal-Abteilung des Kgl. Preussischen Kriegsministeriums.

1. Heft. Historische Untersuchungen über das Einheilen und Wandern von Gewehrkugeln. Von Stabsarzt Dr. A. Köhler. gr. 8. 1892. 80 Pf.

2. Heft. Ueber die kriegschirurgische Bedeutung der neuen Geschosse. Von Geh. Ober-Med.-Rat Prof. Dr. von Bardeleben. gr. 8. 1892. 60 Pf.

3. Heft. Ueber Feldflaschen und Kochgeschirre aus Aluminium. Bearbeitet von Stabsarzt Dr. Plagge und Chemiker G. Lebbin. gr. 8. 1893. 2 M. 40 Pf.

4. Heft. Epidemische Erkrankungen an akutem Exanthem mit typhösem Charakter in der Garnison Cosel. Von Oberstabsarzt Dr. Schulte. gr. 8. 1893. 80 Pf.

5. Heft. Die Methoden der Fleischkonservierung. Von Stabsarzt Dr. Plagge und Dr. Trapp. gr. 8. 1893. 3 M.

6. Heft. Ueber Verbrennung des Mundes, Schlundes, der Speiseröhre und des Magens. Behandlung der Verbrennung und ihrer Folgezustände. Von Stabsarzt Dr. Thiele. gr. 8. 1893. 1 M. 60 Pf.

7. Heft. Das Sanitätswesen auf der Weltausstellung zu Chicago. Bearbeitet von Generalarzt Dr. C. Grossheim. gr. 8. Mit 92 Textfiguren. 1893. 4 M. 80 Pf.

8. Heft. Die Choleraerkrankungen in der Armee 1892 bis 1893 und die gegen die Cholera in der Armee getroffenen Massnahmen. Bearbeitet von Stabsarzt Dr. Schumburg. gr. 8. Mit 2 Textfiguren und 1 Karte. 1894. 2 M.

9. Heft. Untersuchungen über Wasserfilter. Von Oberstabsarzt Dr. Plagge. gr. 8. Mit 37 Textfiguren. 1895. 5 M.

10. Heft. Versuche zur Feststellung der Verwertbarkeit Röntgenscher Strahlen für medizinisch-chirurgische Zwecke. gr. 8. Mit 23 Textfiguren. 1896. 6 M.

11. Heft. Ueber die sogenannten Gehverbände unter besonderer Berücksichtigung ihrer etwaigen Verwendung im Kriege. Von Stabsarzt Dr. Coste. gr. 8. Mit 13 Textfiguren. 1897. 2 M.

12. Heft. Untersuchungen über das Soldatenbrot. Von Oberstabsarzt Dr. Plagge und Chemiker Dr. Lebbin. 1897. 12 M.

13. Heft. Die preussischen und deutschen Kriegschirurgen und Feldärzte des 17. und 18. Jahrhunderts in Zeit- und Lebensbildern. Von Oberstabsarzt Prof. Dr. A. Köhler. Mit Porträts und Textfiguren. 1898. 12 M.

14. Heft. Die Lungentuberkulose in der Armee. Bearbeitet in der Medizinal-Abteilung des Königl. Preuss. Kriegsministeriums. Mit 2 Tafeln. 1899. 4 M.

15. Heft. Beiträge zur Frage der Trinkwasserversorgung. Von Oberstabsarzt Dr. Plagge und Oberstabsarzt Dr. Schumburg. Mit 1 Tafel und Textfiguren. 1900. 3 M.

16. Heft. Ueber die subkutanen Verletzungen der Muskeln. Von Dr. Knaak. 1900. 3 M.

17. Heft. Entstehung, Verhütung und Bekämpfung des Typhus bei den im Felde stehenden Armeen. Bearbeitet in der Medizinal-Abteilung des Königl. Preuss. Kriegsministeriums. **Zweite** Auflage. Mit 1 Tafel. 1901. 3 M.

18. Heft. Kriegschirurgen und Feldärzte der ersten Hälfte des 19. Jahrhunderts (1795—1848). Von Stabsarzt Dr. Bock und Stabsarzt Dr. Hasenknopf. Mit einer Einleitung von Oberstabsarzt Prof. Dr. Albert Köhler. 1901. 14 M.

19. Heft. Ueber penetrierende Brustwunden und deren Behandlung. Von Stabsarzt Dr. Momburg. 1902. 2 M. 40 Pf.

20. Heft. Beobachtungen und Untersuchungen über die Ruhr (Dysenterie). Die Ruhrepidemie auf dem Truppenübungsplatz Döberitz im Jahre 1901 und die Ruhr im Ostasiatischen Expeditionskorps. Zusammengestellt in der Medizinal-Abteilung des Königl. Preuss. Kriegsministeriums. Mit zahlr. Textfiguren und 8 Tafeln. 1902. 10 M.

21. Heft. Die Bekämpfung des Typhus. Von Geh. Med.-Rat Prof. Dr. Robert Koch. 1903. 50 Pf.

22. Heft. Ueber Erkennung und Beurteilung von Herzkrankheiten. Vortrag aus der Sitzung des Wissenschaftl. Senats bei der Kaiser Wilhelms-Akademie für das militärärztliche Bildungswesen am 31. März 1903. 1903. 1 M. 20 Pf.

Veröffentlichungen

aus dem Gebiete des

Militär-Sanitätswesens.

Herausgegeben

vom

Sanitäts-Departement

des

Königlich Preussischen Kriegsministeriums.

Heft 70.

Richtlinien für die militärärztliche Beurteilung Nierenkranker.

Mit besonderer Berücksichtigung der Nierenentzündungen.

Auf Grund von Beratungen

des

Wissenschaftlichen Senats bei der Kaiser Wilhelms-Akademie für das militärärztliche Bildungswesen.

Springer-Verlag Berlin Heidelberg GmbH 1918

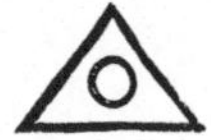

Richtlinien

für die

militärärztliche Beurteilung Nierenkranker.

Mit besonderer Berücksichtigung der Nierenentzündungen.

Auf Grund von Beratungen

des

Wissenschaftlichen Senats

bei der

Kaiser Wilhelms-Akademie für das militärärztliche Bildungswesen.

Springer-Verlag Berlin Heidelberg GmbH 1918

ISBN 978-3-662-34801-7 ISBN 978-3-662-35125-3 (eBook)
DOI 10.1007/978-3-662-35125-3

Inhaltsverzeichnis.

Einleitung.

In einer unter dem Vorsitz Seiner Exzellenz des Herrn Chefs des Feldsanitätswesens Prof. Dr. von Schjerning am 20. Juli 1917 abgehaltenen Sitzung des Wissenschaftlichen Senats bei der Kaiser Wilhelms-Akademie wurde die Frage der militärärztlichen Beurteilung Nierenkranker beraten.

Dem Wissenschaftlichen Senat war hierzu folgende Denkschrift zugegangen:

> Das gehäufte Auftreten von Nierenerkrankungen in der Armee hat der Leitung des Heeressanitätswesens wiederholt Veranlassung zu entsprechenden Maßnahmen gegeben. Sie betrafen einmal Vorkehrungen zur Verhütung der Erkrankung (hygienische Maßnahmen), ferner organisatorische Maßnahmen für eine sachgemäße Behandlung (z. B. Einrichtung besonderer Nierenabteilungen unter Leitung ausgewählter Ärzte) und Vorschriften zur Vermeidung von Schädigungen durch den Transport (Erlaß des Chefs des Feldsanitätswesens vom 4. 1. 16 Nr. 2505. 16). Weiterhin ist auf Veranlassung des Herrn Chefs des Feldsanitätswesens ein „Merkblatt für die Ärzte zur Verhütung und Behandlung der Nierenentzündungen im Felde“ ausgearbeitet und an die Ärzte im Felde und im Heimatgebiet verteilt worden.
>
> Auch die Förderung der ja vielfach noch im Fluß befindlichen wissenschaftlichen Forschungen auf dem Gebiete der Nierenerkrankungen hat sich die Heeressanitätsverwaltung angelegen sein lassen. Neben der weitgehenden Unterstützung der wissenschaftlichen Erörterung der Kriegsnephritiden auf der Warschauer Tagung des Kongresses für Innere Medizin durch Überlassung wertvoller Beobachtungsergebnisse auf dem Kriegsschauplatze sei u. a. erwähnt, daß auf Veranlassung des Herrn Chefs des Feldsanitätswesens in Heidelberg eine Beratung namhafter Kliniker und Pathologen über die Begriffsbestimmung und Einteilung der Nierenerkrankungen stattgefunden hat. Das Ergebnis der Beratungen ist veröffentlicht in Heft 65 der Veröffentlichungen aus dem Gebiete des Militär-

Sanitätswesens „Über die Benennung der chronischen Nierenleiden“ von L. Aschoff, Freiburg i. B. und „Bezeichnung und Begriffsbestimmung auf dem Gebiete der Nierenkrankheiten“ von Friedrich Müller, München.

Bei der dringenden Notwendigkeit, jeden Mann nach seiner Leistungsfähigkeit auf dem militärischen oder wirtschaftlichen Kampfgebiet auszunutzen, muß das Ziel aller Bestrebungen sein: eine möglichst rasche Wiederherstellung der Kriegsbrauchbarkeit, wenn möglich der Kriegsverwendungsfähigkeit, d. h. also der Waffendienstfähigkeit Nierenkranker und, falls das nicht mehr erreichbar, eine möglichst weitgehende Wiederherstellung der Erwerbsfähigkeit.

Es hat sich nun gezeigt — auch aus Berichten, die das Sanitäts-Departement des Kriegsministeriums von den Sanitätsdienststellen des Besatzungsheeres eingefordert hatte, geht das hervor — daß die militär- und sozialprognostische Beurteilung Nierenkranker noch in manchen Punkten die notwendige Einheitlichkeit vermissen läßt. Das gilt namentlich für die Fragen, wann die Lazarettbehandlung als abgeschlossen gelten soll und wie die Kriegsbrauchbarkeit behandelter Nierenkranker zu beurteilen ist. Nicht zum wenigsten ist diese Verschiedenheit bedingt durch die Umwälzungen der wissenschaftlichen Anschauungen in der Pathogenese und Prognose der einzelnen Formen der Nierenerkrankungen, durch die verschiedene diagnostische und prognostische Bewertung neuzeitiger Funktionsprüfungen und Belastungsproben, Umstände, die auch eine prognostische Verwertung der bisherigen Friedenserfahrungen, ja auch der bisher vorliegenden Kriegserfahrungen erschweren.

Es ist daher von Wert, die Ansicht des Wissenschaftlichen Senats darüber zu hören, ob sich nach dem jetzigen Stande unserer wissenschaftlichen Kenntnisse und praktischen Erfahrungen auf dem Gebiete der Nierenkrankheiten praktisch verwertbare Richtlinien für die militärärztliche Beurteilung dieser Erkrankungen aufstellen lassen. Die Gewinnung solcher Richtlinien würde nicht nur von militärischer und kriegswirtschaftlicher Bedeutung in dem vorhin genannten Sinne sein, sondern fraglos auch — zumal diese Richtlinien sämtlichen im Heeressanitätsdienste stehenden Ärzten zugänglich gemacht werden sollen — die Kenntnisse der Ärzteschaft über die maßgebenden Anschauungen auf dem Gebiete der Klinik der Nierenkrankheiten fördern und vertiefen und so der Gesamtheit unseres Volkes zum Nutzen gereichen.

Dem Wissenschaftlichen Senat werden demnach folgende Fragen zur Erörterung vorgelegt:

I. Erscheinen Änderungen an folgenden Grundsätzen für die Entlassung und Beurteilung der Kriegsbrauchbarkeit Nierenkranker am Platze?

A. Akute Nephritiden.

1. Leichte Fälle.

a) Mit restlosem Verschwinden der Erkrankungserscheinungen nach mehrmonatiger Dauer. Entlassung 14 Tage nach völliger Herstellung. Allenfalls Gewährung einer mehrwöchigen Erholung. Dann für 2 Monate Arbeitsverwendung oder Garnison-Innendienst unter Vermeidung von Durchnässung und von starken körperlichen Anstrengungen. Dann Garnison-Außendienst für 2—3 Monate. Sind auch hierbei keine Störungen beobachtet worden, versuchsweise Felddienst.

b) Mit verzögerter Genesung. Sind nach mehrmonatigem Bestehen der Krankheit nur noch Spuren von Eiweiß und ganz vereinzelte rote Blutkörperchen im Urin nachweisbar, die trotz Belastungsproben nicht zunehmen, so ist wie bei Gruppe 1 a zu verfahren. Garnison-Außendienst kommt aber erst in Frage, wenn durch mindestens 2 Monate restlose Abheilung erfolgt ist. — Keine Beurlaubung vor der Abheilung.

2. Mittelschwere oder prognostisch wenig übersichtliche Fälle.

Besteht auch noch nach halbjähriger Krankheitsdauer eine nur geringgradige Eiweißausscheidung und bei mikroskopischer Urinuntersuchung eine nur sehr geringfügige Ausscheidung von roten Blutkörperchen, die auch bei Belastungsproben nicht zunimmt, so kann beim Fehlen aller sonstigen Erscheinungen Arbeitsverwendung oder Garnison-Innendienst wie unter 1 a in Frage kommen. Ist aber außerdem noch Blutdrucksteigerung vorhanden oder ein reichliches polymorphes Urinsediment oder eine ausgeprägte Störung der Nierenfunktion nachweisbar, so ist Patient zeitig kriegsunbrauchbar, aber nach 6 Monaten wieder nachzuuntersuchen; auch Verwendung entsprechend dem eigenen Beruf kommt in Frage, falls dieser nicht ganz ungünstig ist.

3. **Für die militärische Verwendung ungeeignet**, höchstens für die Verwendung im eigenen Beruf, falls dieser nicht ganz ungünstig ist, geeignet sind alle Fälle, bei welchen nach $^1/_2$jähriger

Behandlung noch sehr ausgeprägte Veränderungen entweder nur am Urin oder auch am Körper vorhanden sind. Hier ist je nach der Schwere des Falles, wenn Verwendung im eigenen Beruf nicht in Frage kommt, Erklärung als zeitig oder dauernd kriegsunbrauchbar am Platze, und es ist der Entlassungszeitpunkt nach der Schwere der Krankheit und nach den sozialen Verhältnissen des Patienten festzusetzen. Doch sollte in der Regel der Lazarettaufenthalt nicht zu lange, d. h. wenn möglich nicht viel länger als ein halbes Jahr dauern.

B. Chronische Nephritiden.

Sehr leichte Fälle mit sehr geringgradiger Eiweißausscheidung und Fehlen von Allgemeinstörungen können im leichten Arbeits- oder Garnison-Innendienst unter Vermeidung von Erkältungen und körperlichen Anstrengungen Verwendung finden. Auch eine mäßige Blutdrucksteigerung würde dies nicht hindern. Besonders ist eine Verwendung anzustreben, die dem eigenen Beruf entspricht, falls dieser nicht ganz ungünstig ist.

II. Nach welchen Gesichtspunkten ist die Erwerbsunfähigkeit aus dem Heeresdienst entlassener Nierenkranker (s. A 2 und 3) zu beurteilen? Vorschläge für etwaige Abänderung oder Ergänzung des Abs. 1 der Nummer 54 der Anlage 2 D. A. Mdf.

Der genannte Absatz lautet:

> Nierenerkrankungen chronischer Natur machen gänzlich erwerbsunfähig, wenn sie zu erheblichen Ernährungs- und Kreislaufstörungen geführt haben. Langsam verlaufende Formen, wie Nierenschrumpfung, gestatten oft noch Jahre hindurch leichte Arbeiten, so daß hierfür Sätze von $33^1/_3$ bis 50 bis 75% in Frage kommen.

III. Welche besonderen Einrichtungen zur Untersuchung und etwaigen Nachbehandlung von lazarettentlassenen Nierenkranken sind erforderlich? Im Bereich des Feldheeres? Im Bereich des Besatzungsheeres?

IV. Welche Funktionsprüfungen haben sich besonders bewährt, und bei welcher Art von Fällen erscheinen sie **tatsächlich notwendig?**

V. Welche Belastungsproben haben sich bewährt und bei welcher Art von Fällen erscheinen sie **tatsächlich notwendig**?

Über die vorstehend aufgeführten Fragen liegen eingehende, eigens eingeforderte Berichte von Sanitätsoffizieren und beratenden Inneren Medizinern des Feldheeres sowie von sämtlichen Kriegssanitätsinspekteuren, Sanitätsämtern und zahlreichen Fachärzten aus dem Besatzungsheere vor. Sie sind dem Herrn Referenten und Korreferenten zur Benutzung für ihre Referate zugestellt worden.

Referent: Professor Dr. Strauss.
Korreferent: Oberstabsarzt Dr. Martineck.

v. Schjerning,
Feldsanitätschef.

Das Ergebnis der Beratungen wurde in einer Reihe von Leitsätzen niedergelegt.

Unter Zugrundelegung dieser Leitsätze, unter Berücksichtigung der Ausführungen des Referenten und Korreferenten und unter Verwertung der in der sehr eingehenden Aussprache gegebenen Anregungen sind „Richtlinien für die militärärztliche Beurteilung Nierenkranker“ aufgestellt worden. Sie wurden den in Betracht kommenden Ärzten zugestellt.

Im Folgenden sind enthalten:

1. Das in der Sitzung erstattete Referat — ergänzt durch eine Übersicht über die wichtigsten Funktionsprüfungen,
2. das erstattete Korreferat,
3. die vorher erwähnten Leitsätze und
4. die daraufhin aufgestellten „Richtlinien für die militärärztliche Beurteilung Nierenkranker“ mit einem Anhang über die Anstellung von Belastungsproben.

I.

Richtlinien für die militärärztliche Beurteilung Nierenkranker.

Referat
für die Sitzung des Wissenschaftlichen Senats bei der Kaiser Wilhelms-Akademie am 20. Juli 1917,

erstattet von

Professor Dr. H. Strauß,
Fachbeirat für innere Medizin beim Gardekorps und beim III. Armeekorps in Berlin.

Für den hier zu erstattenden Bericht haben Herr Oberstabsarzt Martineck und ich die Arbeitseinteilung so getroffen, daß Herr Oberstabsarzt Martineck die einzelnen Fragen vorwiegend nach der militärischen Seite und ich vorwiegend nach der klinischen Seite besprechen werden. Dabei werden allerdings Grenzgebiete zuweilen von uns beiden zum Gegenstand einer Betrachtung gemacht werden müssen. Von der Absicht getragen, uns möglichst auf die Erörterung der zurzeit im Vordergrund des praktischen Interesses stehenden Fragen zu beschränken, wollen wir unser Augenmerk in erster Linie auf die durch einen übersichtlichen Beginn und einen eigenartigen Verlauf wohl charakterisierte akute Kriegsnephritis und erst in zweiter Linie auf die für eine Reihe von militärärztlichen Fragen — so besonders für die Frage der Einstellung in den Dienst und der Rentengewährung — wichtigen Formen von chronischer Nephritis lenken.

Im Hinblick auf den besonderen Zweck der heutigen Beratung glauben wir uns bei einer Betrachtung der akuten Nephritiden auf die sogenannten Kriegsnephritiden auch aus dem Grunde beschränken zu dürfen, weil sich die Ergebnisse der heutigen Beratung ohne große Änderungen für die Beurteilung einschlägiger Fragen auch bei anderen Formen von akuter Nephritis bzw. Nephrose verwenden lassen. Ich bemerke dabei, daß ich entsprechend der in meiner Bearbeitung der „akuten Nephritiden“ im Kraus-Brugschschen Handbuch gegebenen Definition als „akut“ solche Fälle betrachte, bei welchen ein plötzlicher Beginn sichergestellt ist — eine Feststellung, die ja bei den Kriegsnephritiden viel leichter gelingt als bei vielen Fällen von akuter Nephritis der Friedenszeit — und daß ich für die Begrenzung des Begriffes „akut" auf die Dauer der Erkrankung keinen entscheidenden Wert lege. Als „chronisch" betrachte ich solche Fälle, bei welchen der Zeitpunkt des Beginns der Erkrankung entweder unbekannt ist oder schon längere Zeit vor der militärischen Einstellung des Patienten erfolgt ist.

Als Objekt der militärärztlichen Beurteilung teilen wir die Kriegsnephritis vielleicht zweckmäßig in vier Stadien ein, nämlich in:

1. ein Höhestadium, das vorwiegend durch Hydropsiebildung, Blutdrucksteigerung und durch eine Reihe anderer hier nicht näher zu erörternder klinischer Erscheinungen charakterisiert ist;

2. ein Beharrungsstadium, in welchem zwar die Ödeme sowie die Blutdrucksteigerung und die intensiveren Allgemeinerscheinungen schon mehr oder weniger geschwunden sind, aber noch eine sehr ausgesprochene Eiweiß- und Blutausscheidung im Urin vorliegt;

3. ein abklingendes Stadium, in welchem die Eiweiß- und Blutausscheidung zwar schon auf ein Minimum zurückgegangen, aber auch bei Bettruhe noch nicht völlig geschwunden ist, und schließlich

4. ein Stadium der relativen oder „noch nicht völligen" Heilung, in welchem die bei Bettruhe geschwundene Eiweiß- und Blutausscheidung wieder auftritt, sobald der Patient das Bett verläßt oder eine der gewöhnlichen Nahrung ähnliche Kost aufnimmt.

Bei dieser Einteilung, die von verschiedenen Stadien des Heilungsvorganges ausgeht, sind zum Maßstab für die Beurteilung klinisch wohl charakterisierte Zustandsbilder gewählt, die allerdings zuweilen mit nicht ganz scharfer Grenze ineinander übergehen. Es dürfte vielleicht förderlich sein, von gleichen Gesichtspunkten aus ähnliche Zustandsbilder als Ausdruck bestimmter Abheilungsgrade voneinander abzugrenzen, die ihrerseits wieder verschiedene Grade von körperlicher Leistungsfähigkeit anzeigen. Infolgedessen haben wir uns, ohne sachlich neu zu gruppieren, entschlossen, das Gebiet für unsere heutige Beratung einzuteilen in:

1. völlig ausgeheilte Fälle,
2. nicht völlig ausgeheilte Fälle (für diese Gruppe könnte man auch den Ausdruck „Heilung mit Defekt" gebrauchen,
3. zurzeit ungeheilte Fälle.

Unsere heutige Beratung wird schon dadurch erheblich erleichtert, daß der Grundsatz, daß an akuter Glomerulonephritis erkrankt gewesene Mannschaften bei einer Wiedereinstellung in den Dienst zunächst nur im leichten Arbeits- oder Garnison-Innendienst, nicht aber sofort im Felddienst Verwendung finden sollen, allseitig uneingeschränkte Anerkennung gefunden hat.

Ich betone dabei das Wort akute Glomerulonephritis im Gegensatz zu den leichten Fällen von akuter Nephrose, wie wir sie als rasch abheilende Teilerscheinung von akuten Infektionen und Intoxikationen so häufig beobachten können. Diese einheitliche Stellungnahme setzt uns für die Beurteilung der militärischen Verwendungsfähigkeit in die Lage, ganz allgemein nur zwei große Gruppen von Fällen ins Auge zu fassen, nämlich erstens eine Gruppe von Fällen, bei welchen im Zeitpunkt der Lazarettentlassung eine militärische Wiederverwendung im Rahmen des leichten Arbeits- oder Garnison-Innendienstes in Frage kommt, und zweitens eine Gruppe von Fällen, welche im Zeitpunkt der Entlassung als kriegsunbrauchbar zu bezeichnen ist, und zwar je nach der Art des Falles als „zeitig“ oder „dauernd“ kriegsunbrauchbar.

Ehe wir jedoch die Nutzanwendung dieser unser praktisches Vorgehen sehr erleichternden Feststellung ziehen, erscheint uns eine klare Definition dessen, war wir unter dem Begriff der „völligen“ Ausheilung zu verstehen haben, zur Erleichterung des gegenseitigen Verstehens förderlich. Unter „völliger Heilung“ verstehen wir dasjenige Zustandsbild, bei welchem von subjektiven Beschwerden höchstens eine geringe Neigung zu Müdigkeit und eine nur ganz geringgradige Verminderung der allgemeinen Leistungsfähigkeit vorliegt, während der objektive Befund bei dem außer Bett befindlichen Patienten keine praktisch in Frage kommenden Störungen von seiten des Herzens und Gefäßsystems (Blutdruck!) aufweist und die Untersuchung des Urins sowohl nach Verabreichung von gewöhnlicher Kost wie nach mittleren körperlichen Arbeitsleistungen das Fehlen von Eiweiß und von Formelementen — insbesondere von roten Blutkörperchen — ergibt. Unter Fehlen von Eiweiß verstehen wir dabei den negativen Ausfall der Hellerschen Salpetersäure-Schichtungsprobe oder, falls keine Salpetersäure zur Verfügung steht, der Essigsäure-Kochprobe. Von Fehlen von Formelementen, die für die vorliegende Frage noch wichtiger sind als der Eiweißbefund, sprechen wir, wenn die Untersuchung des zentrifugierten Urins im Gesamtpräparat höchstens einige wenige, d. h. etwa 2 bis 4, Erythrozyten und nicht mehr als einige wenige hyaline Zylinder ergibt. Wenn bei mehrfach ausgeführten „Belastungsproben“, über welche ich mich später noch ausführlicher äußern werde, der hier gezeichnete Zustand der „völligen

Ausheilung" zutage getreten ist, so ist doch zu bedenken, daß zahlreiche als „völlig ausgeheilt" zu bezeichnende akute Nephritiker in der auf die Ausheilung folgenden Zeit noch monatelang zu Rückfällen geneigt sind. Aus diesem Grunde ist auch nach Erreichung des hier genannten Zustandes noch längere Zeit Vorsicht in der dienstlichen Wiederverwendung des Genesenen notwendig, und ist der Termin der Entlassung von „völlig ausgeheilten" Nephritikern aus der Dauerbehandlung frühestens 4 Wochen nach der durch mehrmalige Anstellung von Belastungsproben sichergestellten völligen Ausheilung der Nierenerkrankung ins Auge zu fassen. Von vielen Seiten wird empfohlen, vor der Wiedereinstellung in den Dienst, falls die häuslichen Verhältnisse günstig liegen, einen mehrwöchigen, d. h. 2- bis 3wöchigen, Urlaub geradezu als „Probeurlaub" zu gewähren, d. h. das Ergebnis der körperlichen Untersuchung sowie die Urinprüfung am Schluß dieses Urlaubs für die Entscheidung über die Entlassung mitzuverwerten. Wenn aber die häuslichen Verhältnisse in bezug auf Wohnung, Beschäftigung und Ernährung ungünstig sind, so ist ein mehrwöchiger Aufenthalt in einem Genesungsheim und zwar, wenn irgendwie möglich, in einem Genesungsheim für Nierenkranke vorzuziehen. An einigen Stellen ist auch eine recht zweckmäßige Einrichtung in der Art getroffen worden, daß die in dem Ausheilungsstadium der akuten Nephritis Befindlichen noch während ihres Aufenthaltes im Lazarett oder im Genesungsheim in geeigneten Arbeitsstätten, so z. B. in der Rüstungsindustrie oder in gärtnerischen und landwirtschaftlichen Betrieben nutzbringend beschäftigt werden, während gleichzeitig der Einfluß der unter Mitwirkung des Arztes ausgewählten und dosierten Arbeit auf den Genesenen genau kontrolliert wird. Diese recht nachahmenswerte Einrichtung hat nicht nur den Vorteil, daß Schädigungen des Patienten durch eine zu große körperliche Inanspruchnahme oder durch die Einwirkung von Erkältungen und Durchnässungen verhütet werden, sondern gibt auch unter ärztlicher Überwachung Gelegenheit zu einer systematischen Stärkung und Abhärtung der zu Entlassenden, ein Punkt, der als Vorbereitung für eine später wieder erfolgende militärische Verwendung von größter Bedeutung ist. Wissen wir doch aus den klinischen Erfahrungen der Friedenszeit — und es müssen diese ganz allgemein für die vorliegende Betrachtung mit berücksichtigt werden —, daß bei vielen Patienten der vorliegenden Gruppe durch monatelange Bettruhe ein besonderer Grad von Verweichlichung und Anfälligkeit geschaffen wird, der erst allmählich durch systematische Kräftigung und Stählung des Gesamtorganismus, insbesondere der Vasomotoren, ausgeglichen werden kann. Aus diesem Grunde sollten in jedem Falle die mit dem Eintritt der „völligen Herstellung" beginnenden 4 „Schlußwochen" zu einer systematischen Kräftigung des zu Entlassenden benutzt werden. Eine militärische Wiederverwendung kommt nach Ablauf dieser Zeit in Frage, wenn der zu Entlassende außer der Toleranz für körperliche Arbeit auch wieder die Toleranz für gewöhnliche Kost gewonnen hat. Die letztere ist jedoch meist schon einige Zeit vorher erreicht, ehe größere Belastungsproben mit Arbeit erfolgreich ertragen werden.

Für die militärische Verwendung soll für unsere Fälle das Prinzip der Staffelung gelten, d. h. es soll im Anfang nur eine schonende Verwendung stattfinden und es sollen erst später die Ansprüche höher gestellt werden. Infolgedessen kommt bei den hier in Rede stehenden Fällen die militärische Verwendung zunächst nur in der Form eines leichten Arbeitsverwendungsdienstes im geschlossenen Raum in der Heimat oder Etappe oder des Garnison-Innendienstes in Frage. Mit Recht wird aber gefordert, daß der Ausdruck „arbeitsverwendungsfähig" für die hier in Rede stehenden Fälle stets genauer zu präzisieren ist, zum mindesten in der Art, daß die Notwendigkeit der Fernhaltung von körperlichen Anstrengungen und von Durchnässungen besonders betont wird, da es wiederholt vorgekommen ist, daß als „a. v." wieder Eingestellte schon wieder zu früh zu schwerer Arbeit oder an ungeeigneten Orten, d. h. unter Einwirkung von Durchnässungen, beschäftigt worden sind, was zu Rückfällen geführt hat. Im übrigen wird in den eingelaufenen Antworten auch mehrfach darauf hingewiesen, daß der Garnison-Innendienst oft schonender ist, als manche Form der Arbeitsverwendung. Ferner ist es unbedingt notwendig, und ich werde auf diesen Punkt noch zurückkommen, daß die Truppenärzte ein wachsames Auge auf die wieder eingestellten Mannschaften haben, und zwar nicht bloß in der Form, daß sie die Wiedereingestellten häufig untersuchen, sondern auch in der Form, daß sie die ihnen schriftlich übermittelten Vorschläge des entlassenden Nierenlazarettes bezüglich der Art und Dauer der vorgeschlagenen dienstlichen Verwendung genau befolgen. Wie lange man die Arbeitsverwendung in der eben bezeichneten begrenzten Form oder den Garnison-Innendienst im einzelnen Falle auszudehnen hat, wird in erster Linie von der Frage abhängen, wie der Wiedereingestellte den Dienst als solchen verträgt, doch sollte ganz allgemein der Grundsatz gelten, daß die mit Vorsicht ausgewählte leichte Arbeitsverwendung oder der Garnison-Innendienst mindestens 2 Monate durchgeführt wird, und daß sich der betreffende Mann auch im Garnison-Außendienst mindestens 2—3 Monate bewährt haben muß, ehe versuchsweise, d. h. auch hier gleichfalls unter fortlaufender Kontrolle von Seiten des Truppenarztes, eine Verwendungsfähigkeit im Felde in Frage kommt. Durch eine solche mit Vorsicht ausgeführte, ganz allmählich durchgeführte, Steigerung der dienstlichen Ansprüche wird einerseits die Gefahr der Rückfälle nach Möglichkeit eingeschränkt, andererseits die Widerstandskraft des Wiedereingestellten gegenüber körperlichen Leistungen und gegenüber Erkältungseinwirkungen systematisch gesteigert und ausprobiert. Das Letztere erscheint vor allem deshalb am Platze, weil im Felddienst Rückfälle besonders häufig dann beobachtet worden sind, wenn in den betreffenden Fällen eine zu frühe Verwendung im Felddienst stattgefunden hatte. Mit der Überweisung in den Felddienst und auch schon in den Garnison-Außendienst sei man in den naßkalten Monaten mehr zurückhaltend, als in der trockenen Jahreszeit.

Auch für die Betrachtung von Gruppe 2, d. h, der „noch nicht völlig ausgeheilten“ Fälle, möchte ich zunächst den Begriff „noch nicht völlig geheilt“ präzisieren. In Anlehnung an das Zustandsbild, welches ich im Anfang dieser Ausführungen für das 4. Stadium der akuten Kriegsnephritis skizziert habe, fassen wir hier diejenigen Fälle ins Auge, bei welchen alle Krankheitserscheinungen früherer Stadien geschwunden sind, aber trotz einer mehr- oder gar vielmonatigen Behandlung immer noch geringe Mengen von Eiweiß und geringe Mengen von roten Blutkörperchen im Urin ercheinen, sobald der Patient das Bett verläßt oder eine Nahrung zu sich nimmt, welche der gewöhnlichen Kost ähnlich ist. Unter geringen Mengen von Eiweiß verstehe ich dabei Spuren von Eiweiß bis in maximo 0,1 $^0/_{00}$, unter geringen Mengen von Erythrozyten Mengen von etwa 4—8 roten Blutkörperchen in jedem Gesichtsfeld. Für die militärärztliche Beurteilung gleichzustellen ist der vorliegenden Gruppe auch eine sehr große Anzahl derjenigen Fälle, welche nach mindestens 4—6 monatiger Behandlung alle Krankheitserscheinungen verloren haben, aber bei Bettruhe auch noch den hier genannten Urinbefund, den wir „minimale Rest-Albuminurie“ bzw. „minimale Rest-Hämaturie“ nennen wollen, darbieten. Bei der vorliegenden Gruppe kann eine militärische Wiederverwendung nur dann in Frage kommen, wenn wiederholt ausgeführte Belastungsproben keine oder wenigstens keine erhebliche Verschlechterung des Untersuchungbefundes ergeben haben, und die Ausführung von Funktionsprüfungen keine ausgeprägten Hemmungen der Nierenfunktion haben erkennen lassen. Nicht bloß mit Rücksicht auf die nicht absolut geringe Zahl der Vertreter der vorliegenden

Gruppe, sondern auch mit Rücksicht auf die nicht von allen Seiten gleichartig erfolgende Bewertung der „minimalen Rest-Albuminurie“ und der „minimalen Rest-Hämaturie“ beansprucht die vorliegende Gruppe ein ganz besonderes Interesse. Es ist nicht zu bestreiten, daß von den vorliegenden Fällen im Laufe der Zeit ein Teil in ein chronisches Stadium übergeht, und daß ein anderer Teil trotz Aufgabe einer subtilen Behandlung doch noch in Heilung übergeht. Es ist nur die Frage, wie groß die Zahl der zuerst und wie groß die Zahl der zu zweit genannten Fälle sein dürfte. Eine einwandsfreie Beurteilung dieser Frage wird erst in einer Reihe von Jahren möglich sein, wenn wir über systematische Erhebungen über das endgültige Schicksal der Vertreter der vorliegenden Gruppe verfügen. Zurzeit müssen wir unser Urteil auf die Erhebungen aufbauen, die von einigen im Felde stehenden beratenden Klinikern, einigen Mitgliedern von General-Musterungskommissionen, sowie von einigen Leitern von Nierenstationen und von allgemeinen Beobachtungsstationen gemacht worden sind. Aus diesen dürfen wir aber erfreulicher Weise den Schluß ziehen, daß sich die überwiegende Mehrzahl der „noch nicht völlig ausgeheilten Fälle“ bei Wiederverwendung im leichten Arbeitsdienst oder im Garnison-Innendienst nicht verschlechtert hat, und daß trotz der genannten militärischen Verwendung sogar in einer anscheinend nicht ganz kleinen Zahl von Fällen ein Fortschritt in der Heilung, ja sogar völlige Ausheilung beobachtet werden konnte, falls nur vor der Wiederherstellung in den Dienst eine sehr gründliche und nicht zu kurz bemessene Behandlung erfolgt ist, und die Steigerung in der Art der dienstlichen Verwendung langsam durchgeführt worden ist. Auf die Frage, was unter „gründlicher“ Behandlung zu verstehen ist, brauche ich nicht weiter einzugehen, nachdem von Seiten Sr. Exzellenz des Herrn Feldsanitätschefs ein Merkblatt zur Verhütung und Behandlung der Nierenentzündung im Felde an die Ärzte gelangt ist, dagegen muß hier eine andere Frage ausführlich erörtert werden, nämlich die Frage, wann der Zeitpunkt gekommen ist, in welchem auf eine strenge Weiterbehandlung verzichtet werden darf. An der Erledigung dieser Frage ist der rentengewährende Staat ebenso interessiert wie der Patient selbst. Inbezug auf diese Frage hat auf der einen Seite die Erfahrung gelehrt, daß bei den hier in Rede stehenden Fällen zuweilen noch nach $^3/_4$ Jahren — in einem Bericht ist sogar von $1^1/_2$ Jahren die Rede — völlige Ausheilung beobachtet worden ist und daß auf der anderen Seite bei militärischer Wiederverwendung auch im leichten Arbeitsdienst und im Garnison-Innendienst wiederholt Rückfälle beobachtet worden sind. Dem gegenüber ist aber zu bemerken, daß Rückfälle auch schon während der Lazarettbehandlung nicht ganz selten beobachtet worden sind, und daß bei ausreichender Vorbehandlung, wie schon erwähnt wurde, die Zahl der Rückfälle bezw. Verschlimmerungen, welche bei vorsichtiger dienstlicher Wiederverwendung aufgetreten sind, nach den bisherigen Erfahrungen nicht so erheblich gewesen ist, daß man Grund hätte, in allen Fällen der vorliegenden Gruppe auch nach Ablauf einer etwa halbjährigen Behandlung unter allen Umständen noch viele Monate die Grundsätze maximaler Schonung zur Anwendung zu bringen. Es erscheint mir vielmehr berechtigt, Fälle von „postnephritischer" orthostatischer Albuminurie oder von „postnephritischer" orthostatischer Hämaturie sowie auch zahlreiche Fälle von dauernder „minimaler Rest-Albuminurie" und „Rest-Hämaturie" unter den schon bei Gruppe I genauer erörterten Voraussetzungen im leichten Arbeitsdienst oder Garnison-Innendienst dann zu verwenden, wenn trotz subtiler Behandlung in den letzten drei Monaten eine Veränderung des minimalen Restbefundes nicht eingetreten ist und mehrfach ausgeführte Belastungsproben auf den Urinbefund und das Verhalten des Zirkulationsapparates keinen verschlechternden Einfluß gezeigt haben und schließlich auch noch die Funktionsprüfung keine ausgeprägte Schwächung der Ausscheidungskraft der Nieren ergeben hat. Auch der Ausfall eines 14tägigen Probeurlaubes, der auch hier nur unter den bei Gruppe I genannten Voraussetzungen gewährt werden darf, kann bei der Entscheidung mit in die Wagschale fallen. Allerdings wird man bei der Beurteilung der Vertreter der vorliegenden Gruppe auch die Gesamtkonstitution, das Alter und den gesamten Kräftezustand mitberücksichtigen und sich in zweifelhaften Fällen für die Verwendung im eigenen Beruf, wenn dieser nicht ungünstig ist, und in besonderen Fällen zur Anerkennung zeitiger Kriegs-Unbrauchbarkeit mit Nachuntersuchung nach 6 Monaten bereit finden. Zu letzterem Vorgehen wird man sich u. a. auch dann entschließen, wenn die Erkrankung schon ein Rezidiv darstellt oder wenn im Urinsediment dauernd viel fettkörnchenhaltige Elemente zu finden sind. Ferner wird man bei der Wiedereinstellung von Vertretern der vorliegenden Gruppe ganz besonders Wert darauf legen, daß — zum mindesten im Anfang — stärkere körperliche Anstrengungen und Erkältungsmöglichkeiten vermieden werden und den Truppenärzten in besonderem Grade nahelegen, durch häufige Untersuchungen des Betreffenden den Einfluß des Dienstes auf den Gesamtzustand und ganz besonders auf das Verhalten des Urins zu kontrollieren. Übergang in den Garnison-Außendienst ist mit Rücksicht auf die eventuellen Gefahren des Wachtdienstes bei Vertretern der vorliegenden Gruppe erst dann zu empfehlen, wenn bei sonstiger völliger Erholung des Mannes und beim Fehlen sonstiger Erscheinungen der Urin mindestens 2 Monate lang frei von Eiweiß und von Formelementen geblieben ist. Übergang in Felddienst wird bei den hier in Rede stehenden Fällen entweder nicht oder nur in einer nicht allzu großen Zahl von Fällen und auch dann nur „versuchsweise“ zu erzielen sein. Dagegen dürfte in vielen Fällen der vorliegenden Art die Unterbringung in der Rüstungsindustrie oder in der guten Jahreszeit auch in der Landwirtschaft angebracht erscheinen; allerdings müßte aber auch hierbei für eine in bestimmten Zwischenräumen wiederkehrende ärztliche Überwachung gesorgt werden, damit etwaige Rückfälle rechtzeitig entdeckt werden.

Die Gruppe III, d. h. die „zurzeit ungeheilten“ Fälle, umfaßt alle diejenigen Fälle, bei welchen nach vielmonatiger gründlichster Behandlung entweder noch eine starke Albuminurie oder starke Hämaturie oder beides vorliegt, oder bei welchen außer den bei Gruppe II genannten Befunden noch eine Blutdrucksteigerung oder ein stark polymorphes Harnsediment oder Störungen von seiten des Zirkulationsapparates oder auch ausgeprägte Störungen von seiten der Nierenfunktion oder eine noch vorhandene Hydropsietendenz das Bild beherrschen, also noch Veränderungen vorhanden sind, die mehr oder weniger dem eingangs skizzierten ersten oder zweiten Stadium der Krankheit entsprechen. Da wir die hier genannten Fälle nur dann zur Gruppe III rechnen, wenn das hier verzeichnete Zustandsbild trotz einer halbjährigen oder noch längeren gründlichen Lazarettbehandlung anzutreffen ist und die hier ins Auge gefaßten Fälle mit wenigen Ausnahmen als kriegsunbrauchbar zu betrachten sind, so ist bei ihnen vor allem die Frage zu erledigen, ob eine länger dauernde Weiterbehandlung im Lazarett angebracht erscheint. Die Entscheidung dieser Frage hängt im Einzelfall von der Erwägung ab, ob nach allgemein ärztlichen Erfahrungen durch eine noch länger dauernde Weiterbehandlung auch noch ein weiterer therapeutischer Erfolg zu erzielen ist. Fällt diese Erwägung in bejahendem Sinne aus, so werden wir — ebenso wie bei den Fällen von Gruppe II — die Behandlungsdauer verlängern, dabei aber doch den Grundsatz befolgen, da, wo seit drei Monaten ein absolut stabiles Verhalten vorliegt, die Lazarettbehandlung nicht zu lange fortzusetzen, falls nicht die Rücksicht auf die sozialen Verhältnisse des Patienten uns zwingt, diesen aus Gründen der Fürsorge noch längere Zeit in Lazarettbehandlung zu behalten. Bei der weitaus überwiegenden Mehrzahl der Fälle aus der vorliegenden Gruppe ist es jedoch nach Ablauf einer halbjährigen Behandlung möglich, wenigstens ein Urteil über die Frage einer eventuellen dienstlichen Wiederverwendung zu gewinnen. Es muß aber die Gewinnung eines solchen Urteils keineswegs identisch sein mit dem Entschluß zur alsbaldigen Entlassung, sondern es kann sich diese Weiterbehandlung je nach den vorhandenen Umständen auch noch auf eine ganze Reihe von Monaten erstrecken, doch sollte ein Lazarettaufenthalt von mehr als $^3/_4$ Jahren nur auf ganz besondere Fälle beschränkt werden. In den seltenen Fällen der vorliegenden Gruppe, in welchen noch eine dienstliche Verwendung zulässig erscheint, kommt nur die Verwendung im eigenen Beruf, wenn dieser nicht ungünstig ist, in Frage. In den übrigen Fällen wird man Kriegsunbrauchbarkeit in Form von z. kr. u. mit Nachuntersuchung nach 6 Monaten in den leichten Fällen und in Form von d.kr.u. in den schweren, in ihrer Aussichtslosigkeit klarliegenden Fällen anerkennen.

Bei der Beurteilung der primär-chronischen Fälle unterscheiden wir von vornherein am besten die Fälle mit und ohne Blutdrucksteigerung. Einfache chronische Albuminurien, bei welchen die Eiweißausscheidung nur einige Zehntel Prozent beträgt und die Ausscheidung von Formelementen eine sehr geringe ist, können im leichten Arbeitsdienst oder im Garnison-Innendienst unter ähnlichen Voraussetzungen verwandt werden, wie sie für die Gruppe I der akuten Nephritiden besprochen worden sind, wenn die Einzustellenden bisher körperlich voll leistungsfähig waren und keine besonderen subjektiven Beschwerden und keine sonstigen objektiv feststellbaren Krankheitserscheinungen darbieten. Ähnliches gilt auch für die Mehrzahl der Fälle von einfacher Hypertonie, die meist nur den Ausdruck einer Arteriosklerose darstellt, wenn sich die Blutdrucksteigerung in gewissen Grenzen hält, d. h. nicht mehr als etwa 160 mm Quecksilber — gemessen mit dem Riva-Roccischen Apparat bei körperlicher Ruhe — beträgt und die subjektiven Beschwerden sowie sonstige objektiv nachweisbare Krankheitszeichen — außer einer allenfalls vorhandenen geringgradigen Albuminurie — fehlen. Aber auch manche Fälle aus der vorliegenden Gruppe dürften trotz einer Blutdrucksteigerung von 170 und allenfalls auch 180 mm Quecksilber doch noch für leichten Bürodienst geeignet sein, wenn die Betreffenden sonst ohne Krankheitserscheinungen sind, eine kräftige Konstitution und einen guten Ernährungszustand besitzen und in ihrem Beruf bisher voll leistungsfähig waren. Lehrt doch die tägliche Erfahrung, daß zahlreiche Vertreter der vorliegenden Gruppe trotz ausgeprägter Blutdrucksteigerung viele Jahre lang ihrem Beruf ungestört nachgehen können. Ferner ist in den eingegangenen Berichten mehrfach von Mannschaften aus der vorliegenden Gruppe die Rede — für Offiziere und Beamte trifft dies in noch höherem Grade zu —, welche 10 Monate und länger Felddienst getan hatten, ohne daß sie versagt hatten. Allerdings sind die Vertreter der vorliegenden Art wegen der Gefahr einer Apoplexie und einer starken Abnutzung des Herzens nie für schweren Dienst geeignet und auch für die leichten Dienstarten nur mit Vorsicht zu verwenden. Anders liegen dagegen die Dinge, wenn eine ausgeprägte Blutdrucksteigerung auch noch von einer ausgesprochenen Herzmuskelinsuffizienz oder von deutlich ausgeprägten Störungen der Nierenfunktion oder von einer charakteristischen Retinitis albuminurica begleitet ist, oder wenn Allgemeinerscheinungen, wie allgemeine Hinfälligkeit, Kopfschmerzen oder andere Folgen einer chronisch gestörten Nierentätigkeit vorliegen. Fälle solcher Art sind für keinerlei militärische Verwendung geeignet und, wenn sie bereits eingestellt sind, als kr. u., und zwar je nach der Art des Falles als z. kr. u. oder als d. kr. u. zu entlassen.

An dieser Stelle soll auch noch kurz auf die Fälle von orthotischer Albuminurie bei Leuten eingegangen werden, die weder vorher an einer akuten Nephritis gelitten hatten, noch gleichzeitig eine Blutdrucksteigerung darbieten. Die Unterscheidung der harmlosen „anephritischen“ Formen von orthotischer Albuminurie von den „nephritischen“ Formen ist nicht immer leicht, weil auch bei den anephritischen Formen von orthotischer Albuminurie eine reichliche Ausscheidung von Zylindern und zuweilen auch eine Ausscheidung von roten Blutkörperchen beobachtet werden kann. Auch die Größe des Eiweißgehaltes bildet kein brauchbares Unterscheidungsmittel, weil der Eiweißgehalt auch bei den „anephritischen“ Formen bis etwa 4—5 ‰ betragen kann. Vor dem jetzigen Krieg besaß fast nur die juvenile Form der anephritischen orthotischen Albuminurie ein praktisches Interesse. Nachdem aber im gegenwärtigen Krieg ausgeführte Untersuchungen gelehrt haben, daß auch bei älteren Mannschaften, d. h. im 3. und 4. Lebensdezennium, längeres Strammstehen, insbesondere Postenstehen und stärkere körperliche Anstrengungen beim Exerzieren und bei Märschen in einer nicht ganz kleinen Zahl von Fällen nicht bloß zu Albuminurie, sondern auch zur Ausscheidung von Zylindern und von roten Blutkörperchen Anlaß geben können, hat die Frage der orthotischen Albuminurie eine noch größere militärärztliche Bedeutung gewonnen.

L. F. Meyer konnte eine „Steh-Albuminurie“ in 21 % der Fälle schon bei ½ stündigem Stehen im Schützengraben, und zwar nicht ganz selten verbunden mit gleichzeitiger Hämaturie und Zylindrurie feststellen, Nassau fand sogar bei mehr als ¼ der untersuchten Felddienstfähigen eine „Steh-Albuminurie“. Adolph konnte bei Kriegsteilnehmern, die sich in verschiedenen Lebensaltern befanden und die verschieden lange Zeit im Felde gestanden hatten, aber eine Lazarettbehandlung durchgemacht hatten, sogar in 40 % der Fälle eine „Steh-Albuminurie" feststellen. Nach stärkeren körperlichen Anstrengungen konnten zwei Schweizer Forscher, Reber und Lauener, in Bestätigung der alten Leubeschen Befunde bei der Untersuchung von 528 Soldaten in 10,6 % eine gelegentlich bis zu 4 ‰ ansteigende Albuminurie beobachten. In 44 % der Fälle war der Urin sogar am nächsten Morgen noch eiweißhaltig. Feigl und Querner, 2 Assistenten von Rumpel, fanden bei Teilnehmern eines Armee-Gepäckmarsches (etwa 20 kg Gepäck, Dauer des Marsches 3¾ bis 4¾ Stunden) unter 54 Fällen 13 mal, d. h. in 24 % der Fälle, Albuminurie, in 80 % der Fälle hyaline und gekörnte Zylinder und in 20 % der Fälle Erythrozyten im Urin.

Ich habe die hier erwähnten Befunde, welche die große Bedeutung des Faktors der Ermüdung und Lordosenstellung auf die Zirkulation in den Nieren erweisen und insbesondere für die Frage des Felddienstes sowie des Wachtdienstes im Rahmen des Garnisondienstes Beachtung verdienen, deshalb genauer angeführt, weil sie uns auch bei der Erörterung der „Belastungsproben" interessieren müssen. Da die Erkennung einer anephritischen orthotischen Albuminurie meist nur auf Grund einer zusammenfassenden Berücksichtigung zahlreicher Befunde und Erwägungen, so insbesondere der Gesamtkonstitution und der Vorgeschichte des Patienten möglich ist, so ist in zahlreichen Fällen eine Klärung erst von einer Lazarettbeobachtung zu erwarten, und es muß für die militärärztliche Beurteilung der vorliegenden Gruppe stets das Gesamtverhalten des Falles in den Vordergrund der Betrachtung gestellt werden. Zarte Menschen, die leicht zu Erschöpfungen neigen, sind nur für leichten Arbeitsdienst in Heimat oder Etappe, kräftige Personen ohne sonstige Gesundheitsstörung dagegen für den Garnisondienst und unter Umständen auch für den Felddienst geeignet.

Die soeben besprochene Gruppe von Fällen hat unsere Aufmerksamkeit auf die Nierensonderlazarette bzw. Nierensonderabteilungen gelenkt. Dieselben haben sich für die Ausführung einer zweckentsprechenden Therapie als unbedingt notwendig erwiesen, aber auch für die Zwecke einer genaueren Untersuchung sehr gut bewährt. Wenn auch jeder in der inneren Medizin gut ausgebildete Arzt in der Lage sein muß, die rein klinischen Untersuchungen einschließlich der Blutdruckbestimmungen und der mikroskopischen Urinuntersuchungen genau auszuführen, so ist doch für die Vornahme spezieller Untersuchungen ein besonderer Zuschnitt des Lazaretts und eine besondere Schulung des Pflegepersonals sehr erwünscht. Dies gilt schon für die tägliche Messung der Urinmengen, für die Bestimmung des spezifischen Gewichts sowie für fortlaufende Körpergewichtsbestimmungen, sämtlich Untersuchungen, die an sich schon in gewissem Sinne eine Prüfung der Nierenfunktion bezwecken. Noch viel mehr gilt das Gesagte aber für die Ausführung der eigentlichen Funktionsprüfungen und Belastungsproben. Von diesen dienen die ersteren zur Erforschung der blutreinigenden und den Stoffwechsel entlastenden Tätigkeit der Nieren, die letzteren zum Studium des Einflusses von Ernährung und Arbeit auf die lokalen an den Gewebsteilen der Nieren sich abspielenden Vorgänge einschließlich der Vorgänge am Herzen und am Gefäßsystem.

Die Funktionsprüfungen werden zurzeit sowohl mit Rücksicht auf die Frage ihrer Notwendigkeit als auch mit Rücksicht auf den Wert der einzelnen Methoden recht verschiedenartig beurteilt. Grundsätzlich ist bei der Betrachtung der Funktionsproben zu unterscheiden zwischen solchen, welche geeignet sind, unsere wissenschaftliche Erkenntnis zu fördern, und solchen, welche ohne zu kompliziert zu sein, doch genügen, um Fragen, die wir vom praktischen Standpunkt zu stellen haben, in ausreichender Weise zu beantworten. Nur die letzteren können für den uns hier beschäftigenden Zweck in Frage kommen. Aus diesem Grunde scheiden für unsere heutige Betrachtung von vornherein alle diejenigen Methoden aus, welche nach Art der Stoffwechseluntersuchungen eine länger dauernde Einstellung des Patienten auf eine genau abgemessene Diät und die Anwendung zeitraubender oder technisch schwierig zu handhabender Laboratoriumsuntersuchungen erfordern. Es kommen also nur einfache, auch für wenig geübte Untersucher und mit geringen technischen Hilfsmitteln ausführbare Methoden für unsere Zwecke in Frage. Solche Methoden sind aber in Lazaretten auch tatsächlich durchführbar, wie die sehr zahlreichen Mitteilungen über ausgiebige Benutzung von Funktionsproben auch aus Lazaretten beweisen, die nicht in Kliniken oder in größeren Krankenhäusern untergebracht sind. Es ist ferner zu verlangen, daß die Durchführung der betreffenden Proben den Patienten nicht zu lange, d. h. höchstens einen Tag oder nur wenige Tage, in Anspruch nehmen soll. Langfristige Proben müssen den Lazarettaufenthalt verlängern, da wir bindende Schlüsse nur aus einer mehrfachen Wiederholung der betreffenden Probe ableiten können.

Unter den kurzfristigen Proben, welche sich auf die Untersuchung des Urins gründen, verdient in erster Linie die „Verdünnungs- und Konzentrationsprobe“ Beachtung und Empfehlung. Sie ist ursprünglich von v. Koranyi und seinen Schülern Kövesi und Roth-Schulz angegeben worden und hat verschiedene Modifikationen durchgemacht, an denen ich selbst und Volhard beteiligt sind. Volhard hat gezeigt, daß man für die Durchführung der Proben auf die Kryoskopie verzichten kann und daß man bei geeigneter Versuchsanordnung mit der Bestimmung des spezifischen Gewichts auskommt. Hierdurch hat die Probe eine einfachere Form gewonnen, so daß sie jetzt auch von einem zuverlässigen Krankenwärter oder von einer einigermaßen geübten Krankenpflegerin ausgeübt werden kann. Allerdings erscheint es nicht absolut notwendig, daß für die Verdünnungsprobe stets $1^1/_2$ Liter Wasser benutzt werden, und daß die Verdünnungs- und Konzentrationsproben an verschiedenen Tagen ausgeführt werden, denn es ist die Probe nach meiner Erfahrung für den Patienten bequemer und ihr Ergebnis für unsere Fragestellung vollkommen genügend, wenn man statt $1^1/_2$ nur 1 Liter Wasser auf nüchternem Magen verabfolgt. Ferner leidet die Durchsichtigkeit des Versuchsausfalls nicht, wenn man die Untersuchung der Verdünnungs- und Konzentrationskraft der Nieren auf einen einzigen Tag zusammenlegt. Letztere habe ich mittels einer bestimmt zusammengesetzten Probediät mit genau festgelegten Zeitpunkten für die Nahrungszufuhr und Urinentleerung getan, und es hat sich diese Art der Ausführung der Probe, wie zahlreiche Mitteilungen in den eingegangenen Berichten ergaben, außer mir auch noch vielen anderen Untersuchern bewährt. Allerdings habe ich in der Zwischenzeit meine Versuchsanordnung bei Fällen mit Fehlen einer ausreichenden Konzentration am Nachmittagsurin in der Weise geändert, daß ich die Trockenkost auch noch am Abend des Versuchstages und in der darauf folgenden Nacht fortsetzen lasse und dabei noch den Urin vom späten Abend (10 Uhr) sowie 2 Urinportionen vom nächsten Morgen untersuchen lasse. Ist auch dann noch nicht ein spezifisches Gewicht von 1024—1025 erreicht, so verabfolge ich auch an dem auf den Versuch folgenden Tag Trockenkost und lasse auch die bis zum Abend in 3stündigen Pausen entleerten Urinportionen untersuchen. Ferner lege ich für den vorliegenden speziellen Zweck auch nur auf die Bestimmung der Urinmenge und des spezifischen Gewichts Wert und verzichte auf Kochsalzbestimmungen und Harnstoffbestimmungen an den einzelnen Urinportionen. Schließlich will ich auch mit Rücksicht auf die Verhältnisse der Kriegsernährung noch hinzufügen, daß das Versuchsergebnis durch Veränderungen in der Zusammensetzung der Probekost nicht geändert wird, wenn nur die festgelegten Trink- und Eßzeiten genau innegehalten werden und der Eiweiß-, Kochsalz- und Flüssigkeitsgehalt der einzelnen Rationen annähernd den gegebenen Vorschriften entsprechen. Die in der

Einfachheit der Verdünnungs- und Konzentrationsprobe liegenden Vorzüge werden in der Tat in allen Berichten, in welchen die Vornahme von Funktionsproben empfohlen wird, in dem Grade anerkannt, daß die vorliegende Methode als die Methode der Wahl zu bezeichnen ist. Allerdings wird mit vollem Recht in einigen Berichten darauf hingewiesen, daß kleine Abweichungen im Versuchsausfalle nicht überschätzt werden dürfen, und von einigen Stellen wird mit Recht betont, daß es überhaupt noch nicht ganz feststehe, bis zu welchem Grade Abweichungen vom Schema vorkommen können, ohne daß diese durch Krankheit bedingt sein müssen. Deshalb ist nachdrücklichst zu verlangen, daß man bei der Verwertung des Versuchsausfalls — bei diesem interessiert die Phase der Konzentration im allgemeinen mehr als die Phase der Verdünnung — nur grobe Ausschläge, so vor allem die Kombination von Oligurie mit starker Einengung der Akkommodationsbreite, berücksichtigen sollte. Keinesfalls sollte aber die im Abheilungsstadium der akuten Nephritiden so häufig vorkommende überschießende Wassersekretion in ihrer Bedeutung überschätzt werden. Denn es spiegelt sich in dieser meist nur die uns schon lange bekannte, stets günstig beurteilte, ja bis zu einem gewissen Grade willkommene, Rekonvaleszentenpolyurie wieder. Es will mir überhaupt scheinen, als ob die überaus große Verschiedenartigkeit in der Beurteilung der Funktionsproben zum Teil wenigstens gerade darin begründet ist, daß die einen Autoren schon geringfügige einmalige Abweichungen von der Norm, die anderen aber — ich selbst schließe mich nur dieser Gruppe an — nur gröbere und durch wiederholte Untersuchung festgestellte Ausschläge ihren Schlüssen zu Grunde legen. Die von einigen Seiten gemachte Bemerkung, daß ein normaler Ausfall nichts beweise und daß nur starke Hemmungen der Funktion Beachtung verdienen, schießt meiner Meinung nach für den vorliegenden Zweck nicht allzuweit vom Ziel ab.

Von einzelnen Stellen ist zur Funktionsprüfung auch die Schlayer-Hedingersche Probekost sowie die Kochsalzprobe in Form einer Zulage von 10 g Kochsalz empfohlen worden. Was die letztere Probe betrifft, so kann ich dieselbe, abgesehen davon, daß sie nur im Zusammenhang mit einer ausreichend geregelten Vor- und Nachperiode eine Durchsichtigkeit besitzt, für unseren speziellen Zweck kaum als ein Bedürfnis anerkennen, da die Fälle, für deren weitere Aufklärung wir im vorliegenden Zusammenhang auf Funktionsproben besonderen Wert legen, nach meinen Erfahrungen meistens schon über ausreichende Fähigkeiten für die Kochsalzausscheidung verfügen.

Auch auf die Benutzung der mit körperfremden Substanzen auszuführenden Funktionsproben, wie sie in einer Reihe von Berichten empfohlen wurden, d. h. auf die Jodkaliprobe und auf die verschiedenen Farbstoffproben, so z. B. für die Phenolsuphophthaleinprobe und die von mir angegebene Uraninprobe können wir m. E. für den vorliegenden Zweck verzichten. Abgesehen davon, daß die Deutung des Versuchsergebnisses dieser Proben im Einzelfall nicht immer ganz durchsichtig ist, erfahren wir nach Vornahme der Verdünnungs- und Konzentrationsprobe aus dem Ausfall der genannten Proben meist nicht viel Neues, und es scheinen mir ganz allgemein, so wie z. Zt. der Stand unserer Kenntnisse ist, die mit körpereigenen Stoffen ausgeführten Proben den Vorzug gegenüber denjenigen Proben zu verdienen, die mit körperfremden Stoffen angestellt werden.

Sehr wichtig erscheint mir dagegen für bestimmte Fälle die Untersuchung des Blutserums. Ich benutze seit mehr als 20 Jahren Reststickstoffbestimmungen des Blutserums zum Studium der Nierenfunktion und habe seit mehr als 15 Jahren die „Akkommodationsproben" in ihren verschiedenen Formen in zahlreichen Fällen angewandt. Recht häufig habe ich ein Parallelgehen zwischen den Retentionsvorgängen im Blutserum und dem Ausfall der am Urin ausgeführten Akkommodationsproben feststellen können. Diese Beziehung war aber keineswegs konstant und es erwies sich im Zweifelsfalle die Blutuntersuchung als ein getreuerer Spiegel von Dauerzuständen als die Urinuntersuchung. Deshalb schätze ich auch heute noch das Verhalten des Blutserums für die Beurteilung der Nierenfunktion höher ein, als den Ausfall der am Urin ausgeführten Funktionsprüfungen und lege auf einen Vergleich der am Blutserum und am Urin erhobenen Befunde besonderen Wert. Die Methode der Reststickstoffbestimmung habe ich in den letzten Jahren so geändert, daß ich mit 4—5 ccm Serum, also mit einer so geringen Menge Blutserum auskomme, als sie für die Ausführung einer Wassermann-Probe notwendig ist. In der Tat findet sich auch in den Berichten, in welchen die Vornahme einer Blutuntersuchung als wünschenswert oder notwendig betrachtet wird, fast ausnahmslos die Reststickstoffbestimmung als Methode der Wahl angegeben. Nur von zwei Seiten wird im Rahmen des vorliegenden Zwecks von der Verwendung der Harnstoffbestimmungen gesprochen. Als Methode für dieselbe kommt, da das Ureaseferment infolge mangelnder Rohstoffe z. Zt. nicht zu haben ist, nur das Bromlaugeverfahren in Betracht. Dieses hat aber den Nachteil, daß es nicht sehr exakt ist, und daß es außer dem Harnstoff auch noch eine Reihe anderer Stoffe, und zwar, wie es scheint, in den einzelnen Fällen in wechselnder Menge anzeigt. Ich betrachte infolgedessen die Harnstoffbestimmung mittelst des Bromlaugeverfahrens nur als einen Notbehelf, der für mich nur da in Frage kommt, wo eine Reststickstoffbestimmung aus äußeren Gründen nicht ausgeführt werden kann. Es ist aber auch gar nicht nötig, daß die Reststickstoffbestimmungen stets auch in den Lazaretten selbst ausgeführt werden, sondern sie können da, wo ein klinisch-chemisches Laboratorium fehlt, genau so gut wie eine Wassermannprobe in einem Zentral-Untersuchungsinstitut, im vorliegenden Falle also der chemischen Untersuchungsstation des betreffenden Armeekorps oder an ähnlicher Stelle, ausgeführt werden. Auf andere Untersuchungen des Blutserums, so z. B. auf Indikan oder Kreatinin sowie auf die für spezielle Fragen wichtige refraktometrische, dem Studium der Wasserretention dienende, Bestimmung können wir, so groß auch ihr Interesse vom klinisch-wissenschaftlichen Standpunkt ist, doch in der weitaus überwiegenden Mehrzahl der hier interessierenden Fälle verzichten.

In welchen Fällen erscheinen nun Funktionsprüfungen entbehrlich und in welchen Fällen erscheinen sie notwendig?

In der Beantwortung dieser uns besonders interessierenden Frage finden sich geradezu unüberbrückbare Gegensätze zwischen den einzelnen Beurteilern, selbst wenn man die Stimmen nicht nur zählt, sondern gleichzeitig auch wägt. So wird beispielsweise auch von Seiten, welche Fortschritten in der Methodik keineswegs abhold gegenüberstehen, erklärt, daß man bei klinisch gut untersuchten Fällen auf Funktionsprüfungen ohne weiteres verzichten könne. Von anderen Seiten werden dagegen die Funktionsprüfungen „wahllos“ in jedem einzelnen Falle von Nephritis als „unbedingt unerläßlich“ bezeichnet. Eine Reihe von Beurteilern steht in der Mitte zwischen den beiden extremen Lagern, indem sie das Anwendungsgebiet der Funktionsprüfungen nur auf eine bestimmte Anzahl von Fällen begrenzt. Die einen wollen sie auf „die zur Entlassung kommenden“ Fälle, die andern auf die „nicht restlos abgeheilten“ oder ganz allgemein auf die „unklaren“ Fälle begrenzt wissen, insbesondere dann, wenn ein Mißverhältnis zwischen den Klagen und dem objektiven Befund vorliegt, wieder andere nur auf die chronischen Fälle. Da es bei dem Widerstreit der Meinungen auf dem vorliegenden Gebiete kaum möglich ist, eine alle Auffassungen vereinende Formel zu finden, so bitte ich, selbst auf die Gefahr hin unbescheiden zu erscheinen, mir gestatten zu wollen, daß ich mich bei der Bildung meines Urteils vorwiegend von meinen eigenen Erfahrungen leiten lasse und bitte diesen aus einer Zwangslage entspringenden Wunsch damit entschuldigen zu wollen, daß ich die Frage der Nierenfunktionsprüfungen in dieser oder jener Form schon seit zwei Jahrzehnten am Krankenbett verfolgt und die Mehrzahl der hier besprochenen Nierenfunktionsprüfungen auf ihren Wert am Krankenbett selbst kontrolliert habe. Ich betrachte die Ausführung von Funktionsproben nur als eine wertvolle Ergänzung unseres sonstigen diagnostischen Rüstzeuges, die uns aber auch auf dem vorliegenden Gebiete gar manche Entscheidung erleichtert, ja zuweilen sogar erst möglich macht. Ich halte aber ihre Benutzung nur in einer begrenzten Anzahl von Fällen für notwendig.

Für die Beurteilung von akuten Nephritiden halte ich unter Zugrundelegung der schon erörterten vorsichtigen Art der Wiederverwendung der Genesenen die Anwendung der Funktionsproben bei den Vertretern der Gruppe I, d. h. bei den „völlig ausgeheilten“ Fällen, und bei Vertretern der Gruppe III meist für entbehrlich, weil bei der überwiegenden Mehrzahl dieser Fälle das ärztliche Urteil über eine vorhandene oder fehlende militärische Verwendbarkeit schon durch eine gründliche klinische Beobachtung und bei den Vertretern der Gruppe I auch noch durch das Ergebnis der Belastungsproben genügend gefestigt zu sein pflegt. Ich will jedoch damit keineswegs bestreiten, daß Funktionsprüfungen auch bei manchen Vertretern der vorliegenden Gruppe zur Klärung bestimmter Fragen willkommen sein können. So sind sie speziell häufig geeignet, die Entscheidung über Aufgabe oder Fortsetzung der Lazarettbehandlung sowie über die Zweckmäßigkeit bestimmter therapeutischer Maßnahmen zu erleichtern. Dagegen möchte ich die Funktionsprüfungen bei der Beurteilung der Vertreter von Gruppe II, d. h. der „noch nicht völlig ausgeheilten“ Fälle von primär chronischer Nephritis, ungern missen, und zwar bei den letzteren vor allem dann, wenn eine Blutdrucksteigerung vorliegt und Unklarheit über die Frage herrscht, ob der Betreffende noch im militärischen Dienst verwendbar oder als kr. u. zu erklären ist. Auch für die Entscheidung zwischen zeitiger und dauernder Kriegsunbrauchbarkeit erweist sich die Funktionsprüfung bei der vorliegenden Gruppe oft brauchbar, da ein Mann mit ausgeprägter Niereninsuffizienz anders zu beurteilen ist, als ein klinisch gleich aussehender Fall ohne ausgeprägte Niereninsuffizienz. Speziell habe ich für die Beurteilung der vorliegenden Gruppe die Untersuchung des Blutserums schätzen gelernt. Findet man jedoch bei den hier in Rede stehenden chronischen Fällen eine echte Retinitis albuminurica, so erübrigt sich jede Funktionsprüfung, da die Retinitis meist an sich schon eine länger dauernde schwere Nierenerkrankung anzeigt. Überhaupt wird sich manche Funktionsprüfung durch eine erschöpfende Untersuchung und exakte klinische Beobachtung ersparen lassen und es dürfen die Funktionsproben trotz ihrer unbestreitbaren Bedeutung auch für den vorliegenden Zweck nicht überschätzt werden. Sie stellen nur ein Glied in der Kette derjenigen Methoden dar, die dazu dienen, in einem bestimmten Zeitpunkt ein Urteil über den Grad der Schonungsbedürftigkeit des betreffenden Falles zu gewinnen, dagegen stellen sie, wenn man von exzessiven Ausschlägen bei chronischen Fällen absieht, an sich noch kein sicheres allein verwertbares Kriterium für die Stellung der Prognose dar. In dieser hier genannten Eigenschaft leisten sie uns aber auch häufig wertvolle Dienste für die Therapie, speziell für die Diätbehandlung, doch soll diese Seite ihrer Verwendung, bei welcher u. a. die fortlaufende Untersuchung der Kochsalzausscheidung eine wichtige Rolle spielen kann, hier nicht zum Gegenstand einer ausführlichen Betrachtung gemacht werden.

Von den Belastungsproben wurde schon weiter oben gesagt daß sie in jedem aus Gruppe I und II zur Entlastung kommenden Fall sowie bei den aus Gruppe III nicht als kr. u. zu bezeichnenden Fällen ausgeführt werden soll. Als Belastungsprobe wurde an der betreffenden Stelle die Verabreichung der Vollkost, die Ausführung körperlicher Arbeit und „Probeurlaub“ genannt. Selbstverständlich stellen diese Proben nur „Schlußproben“ dar, da man bei noch nicht vollendeter Ausheilung die Anforderungen in bezug auf Ernährung und Arbeitsleistung nur stufenweise steigert. Stellt doch die ganze Art der üblichen Behandlung in vorgerückten Stadien der Krankheit an sich schon eine Serie allmählich gesteigerter Belastungsproben dar. Für die Ausführung von „Schlußproben“ wird auch noch Untersuchung in Lordosestellung, nach Freiübungen, nach Anwendung des Velotrab ($^1/_4$ Stunde), nach zweistündigem Spaziergang auf ansteigendem Gelände, nach Gartenarbeit, nach Übungsmarsch von 6—8 und später bis 15 km ohne Gepäck, nach $1^1/_2$stündigem Gepäckmarsch, nach Verabreichung von kühlen Brausebädern und kühlen Fußbädern u. a. empfohlen. Die Intensität der Belastung muß dabei selbstverständlich der Phase der Ausheilung Rechnung tragen. Deshalb sollten die Anforderungen zunächst nur „mittlere“ sein. Von einigen Seiten wird zur Prüfung der Nahrungtoleranz bei Ausführung der „Schlußprobe“ auf eine Zulage von Kochsalz zur Nahrung (bis zu 15 g pro Tag) oder auf die Verabreichung von Alkohol so z. B. in Form von einer Flasche Bier oder von 50 ccm Portwein besonderer Wert gelegt. Kochsalzzulagen erscheinen jedoch meist überflüssig, da die Vollkost meist an sich schon über einen genügenden Salzgehalt verfügt. Von dem Experiment eines 14 tägigen Urlaubs oder einer mehrwöchigen unter Lazarettkontrolle ausgeführten Beschäftigung in einem geeigneten Fabrikbetrieb oder in der Landwirtschaft war schon früher die Rede.

Bei allen diesen Proben ist eine vorsichtige Verwertung ihrer Ergebnisse notwendig. Bindende Schlüsse sollten nur auf einen gleichsinnigen Ausfall mehrfach wiederholter Belastungsproben aufgebaut werden und es ist dabei, wie schon weiter oben erwähnt wurde, der Nachweis von Formelementen, insbesondere von roten Blutkörperchen, im Urin wichtiger als der Eiweißbefund. Für die Deutung der Urinbefunde ist allerdings daran zu erinnern, daß nach den weiter oben erörterten Ergebnissen neuerer Forschungen längeres Strammstehen, Schanzarbeiten, Exerzieren, Marschieren mit Gepäck bei 10—25 % der untersuchten nicht nierenkranken Soldaten zu einer vorübergehenden Ausscheidung von Eiweiß und nicht selten auch von Zylindern und von roten Blutkörperchen geführt haben. Diese Befunde verdienen besonders für die Beurteilung der Fälle aus Gruppe II Beachtung, von welchen wohl der eine oder der andere schon vor seiner Erkrankung zur Gruppe der „anephritischen“ Orthostatiker gehört haben mag. Allerdings gebieten es Gründe der Vorsicht, den Befund der „orthostatischen Albuminurie und Hämaturie“ bei unseren Fällen zunächst vorwiegend als Folge eines Status postnephriticus zu deuten und demgemäß auch die entsprechenden Schlußfolgerungen zu ziehen. Wenn von verschiedenen Seiten empfohlen wird, auch die Funktionsprüfungen im engeren Sinne als Belastungsproben zu benutzen, so ist zuzugeben, daß auch der Ausfall der Funktionsproben von dem Grad der Ausheilung abhängig ist und daß er infolgedessen auch für den vorliegenden Zweck als Indikator mit verwandt werden kann. Hat man aber nur zwischen den eigentlichen Belastungsproben und den Funktionsproben zu wählen, so verdienen m. E. für den uns hier interessierenden Zweck die ersteren den Vorzug vor den letzteren. Bei der Vornahme der „Arbeitsproben“ muß allerdings außer der Einwirkung auf den Urin auch der Einfluß auf das Herz und das Gefäßsystem, insbesondere auf Puls und Blutdruck, verfolgt werden. Wenn bei Entlassenen trotz guten Ausfalls der Schlußproben doch in seltenen Ausnahmefällen wieder ein Rezidiv aufgetreten ist, so ist zu erwägen, daß Rezidive auch durch Infekte entstehen können und daß das Zusammentreffen mehrerer Noxen stärker wirkt als eine einzelne als Probe benutzte Belastung, die aber trotzdem als Maßstab ihren Wert behält.

Wenn ich mich zum Schluß noch zu einer Besprechung der besonderen Einrichtungen zur Untersuchung und Nachbehandlung von lazarettentlassenen Nierenkranken wende, so kann ich mich bei diesem wichtigen Punkt deshalb ziemlich kurz fassen, weil sich eine Reihe zu dieser Frage gehöriger Gesichtspunkte schon aus den bisher gemachten Ausführungen ergibt und weil dieser Punkt von Herrn Oberstabsarzt Martineck in breiterer Form erörtert werden wird. Ich möchte mich deshalb hier nur auf wenige Bemerkungen beschränken.

Zunächst in bezug auf Nieren-Genesungsheime: Die Aufgaben von Nieren-Genesungsheimen unterscheiden sich in gar manchem Punkt von denjenigen allgemeiner Genesungsheime. Es sind nicht nur spezielle Einrichtungen zur Ausführung fortlaufender Urinuntersuchungen erforderlich, sondern es muß auch der Gesamtbetrieb auf die in zahlreichen Punkten eigenartige Beobachtung und Nachbehandlung von Nierenkranken zugeschnitten sein. Das Personal muß ferner ein besonderes Verständnis für eine individuell abgestufte Übungsbehandlung und die dabei notwendige Überwachung der Reaktion des nachzubehandelnden Nierenkranken besitzen. Der Arzt muß sich mit größter Hingabe, ja sogar mit Begeisterung einer minutiösen Kleinarbeit widmen und über ein besonderes Maß von Erfahrung in den vielseitigen, für die Beurteilung von Nierenkranken notwendigen, Gesichtpunkten verfügen. Es ist m. E. jedoch eine Frage von untergeordneter Bedeutung, ob ein Nierengenesungsheim nur als eine besondere Abteilung eines Nierenlazarettes oder unabhängig von einem solchen als eine Sondereinrichtung geführt wird. In dem letzteren Falle würde es vollkommen genügen, wenn sich eine Reihe von Nierenlazaretten in ein bestimmtes gemeinsames Genesungsheim teilen. Überhaupt ist der Übergang einer Leichtkrankenabteilung eines Nierenlazaretts in eine Genesungsabteilung für Nierenkranke ein fließender und es sind die Methoden der allgemeinen Kräftigung und Abhärtung an beiden Stellen nur graduell verschieden. Deshalb ist es auch nicht unbedingt notwendig, daß Nierenlazarette und Nierengenesungsheime stets örtlich getrennt sind. In ein von einem Nierenlazarett losgelöstes Sondergenesungsheim für Nierenkranke sollten zur Vermeidung besonderer an die Küche zu stellender Ansprüche Genesende jedenfalls erst dann eingewiesen werden, wenn sie schon volle Toleranz für die Durchschnittskost erreicht haben.

Soweit Urlaub in Frage kommt, für dessen Erteilung übrigens in den naßkalten Monaten eine gewisse Zurückhaltung geboten erscheint, sollten die zu Beurlaubenden über die während des Urlaubes zu befolgenden Vorsichtsmaßregeln von ärztlicher Seite genau unterrichtet werden. Ob dies mündlich oder durch ein für den vorliegenden Zweck zu schaffendes einheitliches Merkblatt geschehen soll, mag hier unerörtert bleiben. In einem etwaigen Merkblatt für den Urlaub wäre jedenfalls bei der jetzigen Lage der Ernährungsverhältnisse die Ernährungsfrage nur in ganz allgemein gehaltenen Umrissen zu streifen. Dies würde aber auch genügen, weil die Erteilung eines Urlaubes im allgemeinen ja erst dann angezeigt erscheint, wenn schon eine ziemlich weitgehende Toleranz für die verschiedenen Nahrungsmittel erreicht ist. Vor allem müßten aber die Beurlaubten die strenge Weisung bekommen, bei jeder Störung ihres subjektiven Befindens und bei jeder äußerlich wahrnehmbaren Veränderung ihres Urins sofort ärztliche Hilfe aufzusuchen. Außerdem dürfte es sich empfehlen, den zu Beurlaubenden zu bescheinigen, daß sie während der Bahnfahrt sitzen müssen, da wiederholt Rezidive durch langes Stehen, besonders in schlechtgeheizten Wagen beobachtet worden sind.

Wird vom Lazarett aus eine Probebeschäftigung in Fabriken oder in der Landwirtschaft versucht, so sollte die im Lazarett stattfindende Kontrolle möglichst alle Tage oder alle 2 Tage ausgeführt werden.

Bei der weiteren Überwachung der wieder in den militärischen Dienst Eingestellten erwächst für die Truppenärzte eine hochwichtige Aufgabe. Häufige Kontrolluntersuchungen müssen von den Truppenärzten in sachgemäßer Form ausgeführt werden. Da aber bei diesen Kontrolluntersuchungen auch eine mikroskopische Untersuchung des Urins unerläßlich ist, so erhebt sich die Frage, ob die Tätigkeit der Truppenärzte hier ausreicht. M. E. müßten für die Ausführung der Urinuntersuchungen — speziell der mikroskopischen Untersuchungen — und der Blutdruckbestimmungen die den einzelnen Truppenteilen zunächst gelegenen allgemeinen Lazarette ins Auge gefaßt werden, dagegen kann es wohl Aufgabe der Truppenärzte bleiben, die sonstige Untersuchung vorzunehmen. In größeren Garnisonen kann für solche Nachuntersuchungen an einer Zentralstelle eine Art poliklinischer Sprechstunde eingerichtet werden, wobei gleichzeitig die Verbindung mit dem Truppenarzt gewahrt bleibt. Es ist auch vorgeschlagen worden, die Wiedereingestellten im Interesse einer besseren Überwachung auf möglichst wenig Truppenverbände zu verteilen. Über die Frage, wie häufig die Untersuchungen vorzunehmen sind, gehen die Meinungen etwas auseinander. Von manchen Seiten werden 8tägige, ja sogar 1 bis 2mal wöchentlich auszuführende Untersuchungen gewünscht, von anderen Seiten wird dagegen erklärt, daß Untersuchungen genügen, die alle 4 Wochen oder noch seltener vorgenommen werden. Ich selbst möchte Untersuchungen in 14tägigen Zwischenräumen für die Mehrzahl der Fälle als ausreichend erachten und häufigere Untersuchungen nur dann für wünschenswert halten, wenn besondere Krankheitserscheinungen hierzu auffordern. Es ist ferner dringend zu wünschen, daß durch einen besonderen Organisationstakt den von dem entlassenden Sonderlazarett kommenden Vorschlägen als den von besonders befähigten Stellen kommenden Urteilen eine unbedingt durchdringende Kraft gesichert wird. Ich möchte für diesen Zweck zwar keine allgemeinen Vorschläge machen, aber doch die Frage anregen, ob es nicht zweckmäßig wäre, dem Krankenblatt eines jeden Wiedereingestellten ein nach einem bestimmten Schema vorgedrucktes Kontrollblatt einzufügen, in welchem in festgelegten Zeiträumen bestimmte sich auf den objektiven Befund des Betreffenden beziehende Fragen ausgefüllt werden müssen. Auf diese Weise könnten die betreffenden Kontrollblätter später auch zur Beurteilung allgemeiner Fragen benutzt werden.

Ferner ist zu wünschen, daß bei jedem Rezidiv sofort eine Einweisung in ein Sonderlazarett für Nierenkranke, womöglich in das entlassende Lazarett erfolgt, falls nicht die Schwere des Rezidivs einen Transport unmöglich macht oder äußere Momente gegen einen Transport sprechen. Und schließlich halte ich es für zweckmäßig, daß Überweisung in den Felddienst nie erfolgt, ohne daß der zu Überweisende vorher in einem Nierenlazarett auf seine Felddienstfähigkeit begutachtet worden ist. In zweifelhaften Fällen dürfte ein solches Vorgehen auch bei Überweisung in den Garnison-Außendienst angebracht erscheinen.

Aber auch für die kr. u. Entlassenen erscheint eine in festgelegten Zeiträumen wiederkehrende ärztliche Überwachung notwendig und zwar nicht nur zur rechtzeitigen Feststellung eines Rezidivs, sondern auch mit Rücksicht auf Fragen der Rentenfestsetzung und nicht zuletzt auch zur Gewinnung allgemeiner Gesichtspunkte für die Beurteilung des schließlichen Schicksals der in den Lazaretten in Behandlung Gewesenen. Vielleicht lassen sich hier mit Hilfe der Organisation der Kriegbeschädigten-Fürsorge geeignete Maßnahmen treffen, wie überhaupt die Kriegsbeschädigten-Fürsorge für die Zwecke der Berufsberatung bei etwa notwendig werdendem Berufswechsel, ferner bei der Arbeitsvermittlung und schließlich auch bei der Versorgung von ungeheilt aus der Lazarettbehandlung Entlassenen ein dankbares Feld für die Betätigung vorfindet. Es wird ferner wichtig sein, daß die Ergebnisse der auch an den Entlassenen ausgeführten Kontroll-Untersuchungen einer Zentralstelle zugänglich gemacht werden, damit auch diese Erhebungen den bereits erwähnten allgemeinen Zwecken dienstbar gemacht werden können.

Von einigen Seiten wird der Vorschlag gemacht, spezielle Nierenbeobachtungsstationen zu schaffen, in deren Arbeitsgebiet nur eine begutachtende Tätigkeit fallen soll. Es unterliegt keinem Zweifel, daß wir solche Beobachtungsstellen nötig haben und zwar nicht nur während des Krieges, sondern auch noch längere Zeit nach Schluß des Krieges. Während der Kriegszeit scheint mir aber die Abtrennung solcher Beobachtungsstationen von den derzeitigen Nierenlazaretten mindestens nicht notwendig, ja sogar nicht einmal zweckmäßig. Denn wir besitzen in den Nierenlazaretten von vornherein nicht nur die besten Einrichtungen, sondern auch die erfahrensten Ärzte für die Begutachtung unklarer Fälle. Dies schließt jedoch nicht aus, daß in den Nierenlazaretten selbst die Beobachtungsstationen räumlich ebenso abgesondert werden, wie die Leichtkrankenabteilungen von den Schwerkrankenabteilungen. Dabei erscheint es allerdings notwendig, daß die Nierenlazarette für Begutachtungsfragen auch einen in Zystoskopie erfahrenen Facharzt in erreichbarer Nähe haben, da in die Beobachtungsstellen für Nierenkranke auch zahlreiche Fälle gelangen, die an Erkrankungen der Harnwege und gar nicht an Erkrankungen der Nieren leiden. Wenn den Beobachtungsstellen die Aufgabe zugewiesen würde, auch die zur Entlassung gelangten Fälle späterhin bezüglich ihres Gesundheitszustandes zu kontrollieren, so wären sie in besonderem Grade geeignet, das z. Zt. noch recht lückenhafte Material zur Beurteilung allgemeiner uns auf dem vorliegenden Gebiet interessierender Fragen zu ergänzen. Denn das Material, welches wir bislang von den einzelnen Stellen für die Gewinnung einer Sammelforschung über das Schicksal der aus den Lazaretten Entlassenen zu erhalten vermögen, ist z. Zt. noch ziemlich fragmentarisch. Eine Sammelforschung wird aber zur Lösung zahlreicher Fragen später kaum zu umgehen sein. Wird doch noch nach Schluß des Krieges gar manche Frage auf dem hier uns interessierenden Gebiete noch dringlicher werden, als sie es jetzt ist. Dies gilt vor allem für Fragen der Rentenbemessung, Fragen, auf welche ich hier nicht genauer eingehen möchte, weil mein verehrter Herr Mitberichterstatter es übernommen hat, sie ausführlich zu besprechen. Trotzdem beweist aber das Material, welches z. Zt. erreichbar ist, daß es der glänzenden Organisation unseres Heeres-Sanitäts-Wesens gelungen ist, auch in der Behandlung der Nephritiden ähnliche Erfolge zu erzielen, wie sie ihr in dem gegenwärtigen Kriege bei der Bekämpfung zahlreicher anderer Krankheiten beschieden waren.

Funktionsprüfungen.

a) Am Urin.

Unter den zahlreichen Funktionsproben ist der „Akkommodationsversuch“ am meisten zu empfehlen. Der Akkommodationsversuch zerfällt in eine Verdünnungs- und eine Konzentrationsprobe. Zur Anstellung der ersteren verabfolgt man nach Volhard 1500 ccm Wasser (oder dünnen Tee) auf nüchternen Magen im Laufe von $^1/_2$ bis 1 Stunde und untersucht den in den folgenden 4 bis 5 Stunden produzierten Urin in halb- oder stündlichen Portionen auf Menge und spezifisches Gewicht. Unter normalen Verhältnissen sinkt in der ersten oder zweiten Stunde nach der Flüssigkeitsaufnahme das spezifische Gewicht auf etwa 1001 bis etwa 1004 ab und es wird in 4 Stunden eine der Zufuhr etwa entsprechende Urinmenge ausgeschieden. Die Hauptmenge des Urins entfällt dabei unter normalen Verhältnissen auf die ersten 2 Stunden. Den Konzentrationsversuch führt man nach Volhard in der Weise aus, daß man nach Verabreichung von Trockenkost, bei welcher der Patient innerhalb von 24 Stunden unter Einschluß von Obst und Gemüse nur 400 bis 500 ccm erhält, an den spontan gelassenen Urinportionen Menge und spezifisches Gewicht bestimmt. Unter normalen Verhältnissen steigt das spezifische Gewicht auf der Höhe der Konzentration auf etwa 1025 bis 1030 oder mehr an und es beträgt die 24stündige Urinmenge etwa 400 bis 500 ccm.

Zum Zweck der gleichzeitigen Bestimmung der Kochsalzausscheidung habe ich dem Akkommodationsversuch unter Benutzung einer Probediät folgende Form gegeben:

Am Abend vor dem Versuch erhält der Patient einen Eierkuchen oder Rührei aus 2 Eiern und 1 g Salz, ferner 1 Brötchen mit Butter und 200 ccm Tee und wird angewiesen, während der Nacht nichts mehr zu genießen. Am Versuchstage läßt Patient morgens um 6 Uhr und dann um 7 Uhr von neuem Urin. Hierauf erhält Patient 1 Liter dünnen Tee mit dem Auftrag, in den folgenden 4 Stunden, ohne daß er in der Zwischenzeit etwas genießt, stündlich Urin zu lassen. Um 11 Uhr erhält er 100 g Weiß- oder Roggenbrot, 100 g Weißkäse und 1 g Kochsalz. Um 1 Uhr Rührei aus 3 Eiern und 1 g Salz sowie 1 Apfel oder 1 Apfelsine. Um 4 Uhr erhält er wieder 100 g Weiß- oder Roggenbrot mit 100 g Weißkäse und 1 g Kochsalz. Patient hat um 11 Uhr, 1 Uhr, 4 Uhr und 7 Uhr Urin zu lassen. An den einzelnen Urinportionen werden Menge, spezifisches Gewicht und prozentualer Kochsalzgehalt bestimmt. Für die Bestimmung des spezifischen Gewichts sind exakte Aräometer nötig. (Für kleine Urinmengen am besten in kleinem Format.) Zur Kochsalzbestimmung genügt die Benutzung des einfachen Straußschen „Chloridometers“.

Der Höhepunkt der Verdünnung pflegt meist in die ersten 2 bis 3 Stunden und der Höhepunkt der Konzentration meist in die Stunden um 4 oder 7 Uhr zu fallen, wobei die Zahlenwerte den oben angegebenen entsprechen. Ebenso pflegt in den ersten 4 Stunden die Hauptmenge der zugeführten Flüssigkeit ausgeschieden zu sein. Das Konzentrationsmaximum für Kochsalz steigt bis 1 % und darüber. Ist jedoch bis abends 7 Uhr noch nicht ein spezifisches Gewicht von 1024 erreicht, so empfiehlt es sich den Versuch als „protrahierten Konzentrationsversuch“ in der Weise auszudehnen, daß man am Versuchstage noch ähnlich wie am „Vortage“ ein Abendbrot jedoch ohne Tee verabfolgt und das spezifische Gewicht und den Kochsalzgehalt noch an den um 10 Uhr abends sowie am folgenden Tag um 6 und 7 Uhr morgens entleerten Urinportionen bestimmt. Hat aber das spezifische Gewicht auch in der zweiten „Morgenportion“ noch nicht den Wert von 1024 erreicht, so lasse man noch einen „Nachtag“ mit Trockenkost ähnlich wie am „Haupttage“ folgen und untersuche den Urin in dreistündigen Portionen.

Verzichtet man jedoch auf die mehr für therapeutische als für prognostische Zwecke interessierenden Kochsalzbestimmungen, so braucht die Diät nicht so genau gewählt zu werden, sondern es genügt für solche Fälle die Innehaltung der genannten Zeiteinteilung und die Befolgung von „Trockenkost“ im allgemeinen.

Ein Beispiel für einen normalen Versuchsablauf ist in folgender Tabelle gegeben:

Zeit	Urinmenge ccm	Spezifisches Gewicht	Na Cl %
6	350	1020	0.48
7	25	1030	0.71
8	140 (1000 ccm)	1008	0.24
9	500 (1000 ccm)	1002	0.06
10	270 (1000 ccm)	1003	0.06
11	90 (1000 ccm)	1010	0.24
1	40	1020	0.48
3	45	1026	0.65
5	85	1023	0.59
7	30	1031	0.83
Gesamtmenge 1190 ccm		Min. 1002 Max. 1031	Min. 0,06 Max. 0,83

b) Am Blut beziehungsweise Blutserum.

Für die Reststickstoffbestimmung entnimmt man das Blut am besten im nüchternen Zustande oder, wenn dies nicht tunlich ist, am besten nach Abschluß des Verdünnungsversuches bezw. vor Beginn des Konzentrationsversuches, d. h. zwischen 10 und 11 Uhr vormittags durch Venen-Punktion oder Schröpfkopf. Zu einer Reststickstoffbestimmung sind 4—5 ccm Serum nötig, welche etwa 12—15 ccm Gesamtblut erfordern. Man kann auch die Bestimmung am Gesamtblut ausführen. Für letzteren Zweck fängt man das Blut in einem Gefäß auf, das einige Kristalle von oxalsaurem Natrium enthält. Das Material kann genau so wie eine Probe für die Wassermann-Untersuchung einem Untersuchungsinstitut zugeschickt werden.

Die Untersuchung selbst zerfällt 1. in die Enteiweißung und 2. in die Stickstoffbestimmung im Filtrate.

Für die Enteiweißung empfiehlt sich entweder die Benutzung von 10 proz. Trichloressigsäure oder von 1,5 proz. Uranylazetatlösung (nach vorheriger Verdünnung des Blutserums im Verhältnis 5 Blutserum plus 20 Wasser plus 5 Uranylazetatlösung), oder die Enteiweißung nach Folin, die in folgender Weise ausgeführt wird: Man füllt in ein auf 50 ccm eingestelltes Kölbchen 20 ccm azetonfreien Methylalkohol und läßt tropfenweise 5 ccm Blutserum zufließen. Alsdann füllt man bis zur Marke 50 mit Methylalkohol auf, läßt 2 Stunden stehen, filtriert durch ein trockenes Filter, setzt dem Filtrat 3 bis 4 Tropfen 10proz. alkoholischer Chlorzinklösung zu, läßt stehen, bis sich ein flockiger Niederschlag abgesetzt hat, und filtriert wieder durch ein trockenes Filter. Von dem Filtrat nimmt man 30 ccm, läßt den Methylalkohol auf dem Wasserbade abdampfen und nimmt den Rest für die Stickstoffbestimmung in wenig Wasser auf.

Die Stickstoffbestimmung am Filtrat erfolgt nach Kjeldahl.

Als Normalwert für den Reststickstoffgehalt des Blutes darf 20—40 mg in 100 ccm Blutserum angesehen werden.

Läßt sich aus äußeren Gründen eine Reststickstoffbestimmung nicht ausführen, so muß man mit einer Harnstoffbestimmung im Blute oder Blutserum vorlieb nehmen. Dieselbe erfolgt entweder mittelst Urease-Ferments oder mittelst einer der auf dem Hüfnerschen Prinzip aufgebauten Bromlaugemethoden. Für letztere ist das Blut in der schon beschriebenen Weise entweder mit Trichloressigsäure oder mit Uranylazetat zu enteiweißen. Für die Bestimmung selbst empfiehlt sich das Straußsche „Nitrometer“, für dessen Benutzung die Gebrauchsanweisung von der Bezugsquelle (P. Altmann-Berlin) mitgegeben wird. Bezüglich der Technik der refraktometrischen Untersuchung des Blutserums sei auf das betr. Kapitel in H. Strauß: Die Nephritiden, 2. Auflage, Berlin-Wien 1917, S. 77 und 78 verwiesen.

II.

Richtlinien für die militärärztliche Beurteilung Nierenkranker.

Korreferat

für die Sitzung des Wissenschaftlichen Senats bei der Kaiser Wilhelms-Akademie am 20. Juli 1917,

erstattet von

Oberstabsarzt Dr. Martineck,

Referent im Sanitäts-Departement des Kgl. Preußischen Kriegsministeriums.

Die militärärztliche Beurteilung der Nierenerkrankungen hat im Frieden eine verhältnismäßig geringe Rolle gespielt. Die Einstellung Nierenkranker, auch solcher leichtester Form, kam bei dem scharfen Friedens-Auslesemaßstab nicht in Betracht. Nierenkrank gewordene eingestellte Militärpersonen, für die es ja im Frieden nur die Entscheidung dienstfähig oder dienstunbrauchbar, aber nicht die Zwischenstufen g. v. oder a. v. gibt, wurden bei nicht völliger Ausheilung als d. u. entlassen. Nur bei Offizieren, die in bestimmten Garnisondienststellen (Bezirkskommando, Festungsgefängnis usw.) verwendet werden sollten, oder bei Militärbeamten ließen die Friedensbestimmungen geringere Anforderungen an die Dienstfähigkeit zu, und bei ihnen konnte dann gegebenenfalls auch eine nicht völlig ausgeheilte Nierenerkrankung Gegenstand einer militärärztlichen Beurteilung auf Dienstfähigkeit werden.

Einige Zahlenangaben über die bei Mannschaften in den 10 Rapportjahren 1903/04 bis 1912/13 beobachteten Zugänge an akuter und chronischer Nierenentzündung bezüglich der Häufigkeit, des Krankheitsausgangs und der Behandlungsdauer dürften zum Vergleich mit den Beobachtungen bei der Kriegsnephritis von Interesse sein.

Der jährliche Zugang an akuter und chronischer Nierenentzündung betrug im Jahrzehnt 1903/13 durchschnittlich 0,87 vom Tausend der Iststärke, oder in absoluten Zahlen ausgedrückt: durchschnittlich 477 Mann.

Diese Zahlen beziehen sich auf die gesamte Armee mit Ausnahme der bayrischen Truppen.

Der Zugang an Nierenerkrankungen betrug in dem genannten Jahrzehnt 1903/13 nur 1,5 vom Tausend des Gesamtkrankenzuganges. 44,7 % des Abganges wurden dienstfähig, 3,9 % starben, in dem Rest von 51,4 % sind nicht lediglich die als dienstunbrauchbar Entlassenen enthalten, sondern auch die in die Heimat beurlaubten, in Kurorte, Genesungsheime usw. gesandten Leute, von denen ein zahlenmäßig in den Rapporten nicht ersichtlicher Teil wieder dienstfähig geworden sein mag. Man kann wohl sagen: mindestens jeder zweite Nierenkranke ist wieder dienstfähig geworden.

Die Behandlungsdauer — im Lazarett und Revier — betrug für jeden Nierenkranken in dem genannten Zeitraum durchschnittlich etwa 49 Tage. Nicht eingerechnet ist dabei die Zeit der Beurlaubung oder des Aufenthalts in den Genesungsheimen.

Im großen und ganzen also kleine Zahlen, einfache Beurteilung. Auch die Beurteilung der Erwerbsunfähigkeit der mit Versorgung entlassenen Nierenkranken hat, soweit mir bekannt, keine besonderen Schwierigkeiten gemacht. Die in der Denkschrift unter Ziff. II erwähnten Anhaltspunkte aus der Anlage 2 der D.A. Mdf. erwiesen sich als ausreichend.

Eine andere Sachlage hat der Krieg geschaffen. Einmal durch die Häufigkeit der aufgetretenen Nierenerkrankungen bei einem Heere, dessen Angehörige nach Lebensalter, Gesundheits- und Kräftezustand, körperlicher Widerstandsfähigkeit und Intaktheit der Nieren nicht die gleichmäßigen und günstigen Verhältnisse des Friedensersatzes darbieten, ferner dadurch, daß der Beurteilungsmaßstab wegen der Verschiedenartigkeit der militärischen Verwendungsmöglichkeiten ein komplizierter ist, und schließlich durch den immerhin eigenartigen Verlauf der Kriegsnephritis.

Dieser Sachlage tragen die Fragen der vorliegenden Denkschrift Rechnung.

I. Für die Beantwortung der Frage I, ob Aenderungen an den vom Kriegsministerium vorgeschlagenen Grundsätzen für die Lazarettentlassung und für die Beurteilung der Kriegsbrauchbarkeit Nierenkranker am Platze sind, müssen folgende im militärischen und kriegswirtschaftlichen Interesse liegende Forderungen richtunggebend sein: 1. Bei jedem Kriegsnephritiker muß mit allen Mitteln eine völlige Ausheilung angestrebt werden, d. h. nicht nur eine Beseitigung der klinischen Symptome, also eine klinische Heilung, sondern ein Zustand, in dem er kriegsverwendungsfähig ist. Ist dieses Ziel nach Lage des Falles nicht erreichbar, so muß wenigstens versucht werden, den Mann garnison- oder arbeibsverwendungsfähig zu machen und zu erhalten, und ist auch dieses Ziel nicht erreichbar, dann muß auf die Erlangung und Festigung eines möglichst hohen Erwerbsfähigkeitsgrades hingearbeitet werden — nicht etwa nur deshalb, um dem Staate die Zahlung hoher Renten zu ersparen, sondern in erster Linie im dringenden kriegs- und volkswirtschaftlichen Interesse, das die Nutzbarmachung jeder Arbeitskraft für die Kriegs- und besonders auch für die Friedenszeit gebieterisch fordert. 2. Es muß nach Möglichkeit versucht werden, den Genesenden, so weit sein Zustand es gestattet, schon während der Genesungszeit zu kriegswirtschaftlicher Arbeit heranzuziehen.

Aus diesen Forderungen ergibt sich — um das gleich vorweg zu nehmen —, daß es auf die Dauer der Lazarettbehandlung nicht ankommen darf, wenn der Krankheitsverlauf sichere Anzeichen für den Eintritt völliger Ausheilung oder wesentlicher Besserung der Dienst- oder Erwerbsfähigkeit ergibt. In diesem Punkt hat der Wortlaut der zur Erörterung stehenden Grundsätze Anlaß zu Mißverständnissen gegeben, indem unter Hinweis auf die Heilungsmöglichkeit einer Kriegsnephritis auch nach 9, 12 und mehr Monaten die Zeitgrenze von 6 Monaten namentlich bei den zur Gruppe 2 und 3 gehörenden Fällen hie und da beanstandet wurde. Wenn auch in der Regel nach 6 Monaten ein militärärztliches Urteil möglich sein wird und die Zeitangabe von 6 Monaten nur einen allgemeinen Anhaltspunkt darstellen soll, so möchte sich doch eine aufklärende Ergänzung der Ziff. 3 empfehlen. Wir sind ja, solange der Krieg dauert, berechtigt, die Kranken auch gegen ihren Willen so lange wie nötig im Lazarett zurückzubehalten, was bei der Demobilmachung nicht der Fall sein wird.

Im Übrigen ist eine gewisse zeitliche Abgrenzung des Krankheitsverlaufs ja für unsere Einteilung der Nephritiden erforderlich. Diese Einteilung erfolgt, wie ersichtlich, nach dem Krankheitsbeginn und -verlauf und nach der Heilungsbereitschaft. Unter Berücksichtigung klinischer Erfahrungen sind auf dem Wege zur Ausheilung, wenn ich es so ausdrücken darf, bestimmte Ruh- oder Beharrungspunkte im Krankheitsverlauf symptomatologisch und nach der Verlaufsdauer markiert und als Einteilungsmerkmal benutzt. Von ähnlichem Gesichtpunkt aus ist die chronische, d. h. allmählich, schleichend beginnende Nephritis von den rasch und unter unseren Augen beginnenden akuten Kriegsnephritiden abgetrennt. Diese Einteilungsform, die vielleicht auch für andere Formen akuter Nephritis von Wert sein dürfte, soweit sie sozialmedizinischer Beurteilung unterliegen, hat im Grundsatz fast durchweg Zustimmung gefunden — und das kann im Interesse der für prognostische Beurteilungen unerläßlichen gegenseitigen Verständigung nicht hoch genug bewertet werden.

Vergleicht man nun weiter die unter I aufgeführten Grundsätze mit den in den Berichten niedergelegten Erfahrungen und Beobachtungen, so ergibt sich zunächst, daß vielfach nach diesen Grundsätzen schon verfahren worden und daß das Ziel völliger Ausheilung im Sinne wiedererlangter Kriegsverwendungsfähigkeit erreichbar ist. Die hie und da vorhandene pessimistische Auffassung, daß die Feldverwendung eines Kriegsnephritikers aussichtslos sei, ist unbegründet. Ebenso unbegründet ist aber auch der Optimismus, der die größte Mehrzahl der klinisch geheilten Kriegsnephritiker ohne Weiteres für kriegsverwendungsfähig hält. Eine ganze Reihe von Berichterstattern im Feld und in der Heimat haben mehrfach z. T. schwere Rückfälle beobachtet.

Im Zusammenhang mit diesen Beobachtungen tritt in den Berichten eine Frage in den Vordergrund, die mir die wichtigste für die Beurteilung der Entlassungsfähigkeit und Kriegsbrauchbarkeit eines Kriegsnephritikers zu sein scheint, die Frage der Belastungsproben nach Ablauf der klinischen Erscheinungen oder überhaupt nach Eintritt der klinischen Heilung.

Gerade die erfahrensten Berichterstatter, die zahlreiche Fälle nachzuuntersuchen Gelegenheit hatten, heben hervor, daß Befundänderungen nach der Lazarettentlassung besonders dann vorkamen, wenn in den Lazaretten nicht Belastungsproben in Form von Arbeitsübungen u. dgl. vorgenommen waren, wenn die Leute ungeübt, wenn sie zu früh zum Garnisondienst herangezogen wurden. Und andererseits sind gerade dort, wo die Nierengenesenden systematisch und lange genug Belastungsproben unterworfen waren, verhältnismäßig gute Erfolge bei der Heranziehung zum Militärdienst beobachtet worden. Nur vereinzelte Berichterstatter vertreten den Standpunkt, daß eine klinisch-funktionell gut durchgeführte Beobachtung die Vornahme von Belastungsproben entbehrlich machte. Demgegenüber wird von ebenso erfahrener Seite darauf hingewiesen, daß auch bei normalem Ausfall der Funktionsproben die danach vorgenommenen Belastungsproben (stärkere körperliche Bewegung, Märsche u. dgl.) Reaktionen im Urin, am kardiovaskulären System usw. auslösen, die auf das Bestehen einer Labilität der Nieren hinweisen.

Wenn auch berücksichtigt werden muß, daß die Schwere der schädigenden Ursachen, daß die Summe sonstiger schwächender Kriegseinflüsse, daß Konstitution, Lebensalter, zufällige Infektionen — auch die Mundhöhleninfektionen seien erwähnt — mannigfach zusammenwirkende

Ursachen für das Eintreten von Rückfällen unabhängig von der Art und Dauer der Behandlung abgeben können, so muß doch im Hinblick auf die Summe der in den Berichten niedergelegten Beobachtungen als mit eine der wesentlichsten Ursachen der Rückfälle und Verschlimmerungen die Unzulänglichkeit der vorgenommenen Belastungsproben nach erfolgter klinischer Heilung angesehen werden. Aus den Berichten ergibt sich, daß nicht wenige behandelnde Ärzte sich mit kurzdauernden alimentären und Bewegungsbelastungen begnügt und nach ihrem günstigen Ausfall die Leute der Truppe überwiesen haben. Das genügt nicht. Die Belastungproben müssen so beschaffen sein, daß sie eine vorsichtig abgestufte, nicht zu kurz bemessene, hinreichend ärztlich überwachte Überführung des Genesenden nicht nur zu den körperlichen uud diätetischen Anforderungen des gewöhnlichen Lebens, sondern zu den körperlichen Arbeitsleistungen des Militärdienstes zum Ziel haben. Sie müssen adäquate Belastungen darstellen.

Der Übergang eines genesenden Nephritikers zu einem kriegs- oder wirtschaftsbrauchbaren Glied des Heeres oder Volkes würde sich praktisch und — entsprechend der oben aufgestellten Forderung — ohne zu lange Verzichtleistung auf seine Arbeitskraft unter Berücksichtigung der in den Berichten niedergelegten Erfahrungen etwa folgendermaßen organisieren lassen — es soll das nicht etwa ein bindendes Schema sein, sondern nur in übersichtlicher Form das organisatorisch Wesentliche hervorheben.

Allgemein werden ja Nierenkranke nach dem restlosen Verschwinden aller Krankheitserscheinungen, insbesondere am Urin und am kardiovaskulären System, noch etwa 8 bis 14 Tage bei Nierenkost und Bettruhe gehalten, um das Andauern dieses günstigen Zustandes zu beobachten. Der folgende Zeitabschnitt bis zur vollen militärischen Verwendung sei als Genesungsstadium gezeichnet. Ich wähle diesen Ausdruck nur aus praktischen Erwägungen für unsere Erörterung, weil, wie das auch die Berichte zeigen, die Begriffe Genesung, Heilung, Herstellung, Erholung, Rekonvaleszenz usw. in sehr verschiedenem Sinne gebraucht werden und die gegenseitige Verständigung erschweren.

Der erste Abschnitt des Genesungstadiums würde durch die im Lazarett durchzuführenden Belastungsproben auszufüllen sein. Es werden hier in vorsichtiger, wie ein Berichterstatter es treffend bezeichnet, tastender Weise durch allmähliche — nicht abrupte —, nach Dauer und Intensität gesteigerte Muskeltätigkeit (Aufstehen, Spaziergang, gymnastische Übungen usw.) und durch allmählichen

Übergang zur gemischten Kost die Nieren auf ihre Empfindlichkeit und überhaupt die allgemeine Reaktion des Organismus geprüft (Allgemeinbefinden, Blutdruck, Körpergewicht, — bei zu rascher Zunahme ist Wasserretention wahrscheinlich — Urinbefund). Diese Belastungsproben sind in manchen Lazaretten in systematischer Weise ausgebaut, und es würde sich empfehlen, ihre zweckmäßigste Ausführung in dem beabsichtigten Merkblatt zu schildern, schon deshalb, weil die systematische Durchführung dieser tastenden Belastungsproben nicht nur für die prognostische Beurteilung des Einzelfalles, sondern auch vom Standpunkte der Forderung völliger Ausheilung von ganz besonderer Bedeutung ist. Tritt nämlich infolge der tastenden Belastung Eiweiß oder Blut im Urin auf, so ist das naturgemäß einer Indikation zu weiterer Behandlung mit Nierendiät und Bettruhe, eine Behandlung, die unbekümmert um ihre Dauer, also unter Umständen auch über 6 Monate hinaus, auch weiter fortgesetzt werden muß, wenn bei Wiederholung der Belastungsproben erneut krankhafte Reaktionen auftreten. Durch diese intensive Behandlung wird nach Ansicht erfahrener Beobachter die Zahl der völlig ausheilenden Fälle auf Kosten der Gruppe 2, das sind die nur mit Defekt ausheilenden Fälle, vergrößert. Die frühzeitige Anwendung vorsichtiger Belastungsproben ermöglicht weiterhin unter den völlig ausheilenden Fällen eine Gruppe von Kriegsnephritiden herauszufinden, die sich auch bei anfänglich schweren Erscheinungen durch die Raschheit und Beständigkeit ihres Ausheilungsverlaufes auch bei gesteigerter dauernder Belastung auszeichnen, keine Neigung zu Rückfällen zeigen und somit in militärprognostischer Beziehung besonders günstig zu beurteilen sind. Zahlreiche erfahrene Beobachter berichten über solche rasch und völlig ausheilende Kriegsnephritiden.

Bleibt der Genesende während dieser etwa 2—4 Wochen dauernden Prüfung frei von Krankheitserscheinungen, insbesondere frei von krankhaftem mikroskopischen und chemischen Urinbefund, dann würde er zwar lazarettentlassungsfähig sein, aber noch nicht so weit, daß er aus ständiger ärztlicher Aufsicht entlassen werden könnte. Er bedarf zur Gewährleistung des Erfolges noch mehrwöchiger ärztlicher Aufsicht bei beliebiger Diät und bei zugeteilter Beschäftigung. Diese Zeit verbringt der Genesende zweckmäßig in einem unter ärztlicher Aufsicht stehenden Genesungsheim oder in einer entsprechend eingerichteten Leichtkrankenabteilung u. dgl. — In einem Korps sind für diesen Genesungsabschnitt sogenannte Nieren-Räumungslazarette eingerichtet, in einem anderen sogenannte Arbeitslazarette. In diesem Genesungsabschnitt können und sollen den Genesenden bereits kriegswirtschaftlich wertvolle Arbeitsleistungen zugemutet werden. Die erwähnten Nieren-Räumungslazarette stehen in enger Verbindung mit Fabriken. Die Arbeit wird nach Anstrengung und Dauer dosiert, allmählich unter ständiger ärztlicher Kontrolle gesteigert. Außerdem bietet ein solches Genesungsheim die beste Gelegenheit, durch geeignete Maßnahmen den allgemeinen Kräftezustand zu heben und wichtige Unterlagen für Beurteilung der Widerstandsfähigkeit der Genesenden zu gewinnen. Je nach den örtlichen Verhältnissen kann an Stelle der Überführung in ein Genesungsheim die hier geschilderte Arbeitsbelastung auch in dem ursprünglichen Lazarett erfolgen, in dem die Genesenden durch Vermittelung des vielfach am Lazarett selbst oder in der Garnison bestehenden Arbeitsnachweises zu geeigneter, ärztlich ausgesuchter und überwachter Arbeit am Lazarettstandort kommandiert werden. In manchen Korps sind diese Arbeitsnachweise ausgezeichnet organisiert und erzielen für die zur Arbeit Kommandierten erhebliche Löhne.

Hat der Genesende den Abschnitt der allmählich gesteigerten Arbeitsbelastung im Genesungsheim oder dgl. ohne Rückfall oder Verschlimmerung überstanden, dann würde die Gewährung eines mehrwöchigen Heimaturlaubes vorzusehen sein. Der Urlaub stellt eine sehr zweckmäßige und prognostisch gut verwertbare Belastungsprobe dar. Er wird um so eher gewährt werden können, je mehr der Genesende nach seiner Persönlichkeit, seinem Beruf, seinen häuslichen Verhältnissen (Wohnung, Verpflegung in eigener Familie) die Gewähr bietet, daß er gesundheitsgemäß leben wird. Auf die Gewährung eines mehrwöchigen Urlaubs grundsätzlich zu verzichten, wie einige Berichterstatter vorschlagen, halte ich nicht für gerechtfertigt. Abgesehen davon, daß die Urlaubsbelastung im Anschluß an die 4 bis 6wöchige Arbeitsbelastung in einem Genesungsheim eine wohl zu wagende Belastungsprobe darstellt, kann der betreffende Mann während des Urlaubs sehr oft wichtige kriegswirtschaftliche Arbeit leisten, er kann in Haus und Hof nach dem Rechten sehen, berufliche und geschäftliche Angelegenheiten erledigen. Bemerkt sei, daß bei Beurlaubungen bis zu einem Monat den Angehörigen die Familienunterstützung weiter zu zahlen ist; übersteigt der Urlaub einen Monat, so ist die Weiterbewilligung der Unterstützung von dem Nachweis der Bedürftigkeit abhängig zu machen. Schließlich soll nach einem kriegsministeriellen Erlaß, der einem allgemein geäußerten Wunsche des Reichstages entspricht, den im Felde erkrankten Heeresangehörigen im Anschluß an eine längere Lazarettbehandlung nach Möglichkeit Urlaub gewährt werden. Irgendwelche formalen Schwierigkeiten bei der Urlaubserteilung, die durch den Ersatztruppenteil zu erfolgen hat, sind nicht zu befürchten; erforderlichenfalls kann der Chefarzt einen vorläufigen Urlaub von 14 Tagen erteilen.

Nach Beendigung des Urlaubs würde der Genesende in das Genesungsheim oder in das Lazarett, von dem aus er den Urlaub angetreten hat, zurückzukehren haben zur ärztlichen Prüfung des guten Überstehens der Urlaubsbelastung.

Ist er frei von Krankheitserscheinungen geblieben, so kommt nunmehr der letzte Abschnitt des Genesungsstadiums: die militärische Belastung beim Truppenteil, beginnend mit Garnison-Innendienst oder Verwendung in leichtem Arbeitsdienst, übergehend dann zu Garnison-Außendienst und von hier aus versuchsweise zum Felddienst. Der Genesende würde also durchschnittlich etwa ein Vierteljahr nach dem Aufstehen zur Truppe kommen. Je gründlicher und sorgfältiger die bisher genannten Belastungsproben durchgeführt sind, desto rascher wird der Genesende namentlich bei günstiger Jahreszeit die einzelnen Stufen der militärischen Belastung durchlaufen können und so die im Genesungsheim und auf Urlaub verbrachte Zeit wieder einholen.

Auch bei der Truppe muß er in der ersten Zeit noch vor Erkältung und Durchnässungen geschützt werden. Und das ist ein Punkt, der zu Bedenken Veranlassung gegeben hat. Es ist auf Grund entsprechender Erfahrungen hervorgehoben, daß ein zur Arbeitsverwendung überwiesener Nierengenesender unter militärischen Verhältnissen vor Überanstrengung und Erkältungen nicht geschützt sei. Auch der Begriff Garnison-Innendienst bedürfe einer genaueren Umgrenzung. Ein Garnison-Innendienst in zugigen, feuchtkühlen oder bei kalter Jahreszeit ungenügend geheizten Räumen, in den Kasematten von Festungen sei gefährlich; auch könne oft beim Truppenteil nicht die erforderliche Rücksicht auf Schonungsbedürftigkeit genommen werden. Diese Einwände sind ohne weiteres nicht unberechtigt. Es ist unter Kriegsverhältnissen bei dem häufigen Wechsel der Vorgesetzten, auch des Truppenarztes, bei der großen Kopfzahl und der oft getrennten Unterbringung der einzelnen Truppenteile und angesichts des besonders angestrengten und vielseitigen Dienstbetriebes recht schwer, dem Einzelnen eine individualisierende Behandlung zuteil werden zu lassen. Aber die Schwierigkeiten sind doch zu überwinden, und zwar dadurch, daß in ähnlicher Weise verfahren wird, wie es für die Psychopathen vorgeschrieben ist, die ja auch einer individualisierenden Behandlung bedürfen. Der Arzt der Nierenkrankenabteilung oder des Genesungsheims benachrichtigt, während der vom Urlaub Zurückgekehrte bei ihm noch in Beobachtung steht, durch Vermittelung des Sanitätsamtes den Ersatztruppenteil von der beabsichtigten Überweisung des Mannes und gibt dabei genau an, zu welcher militärischen Verwendung als a. v. oder g. v. Innendienst sich der Mann eignet, welche gesundheitlichen Rücksichten auf ihn zu nehmen sind, z. B. keine Überanstrengung, gute Unterkunft, vor Witterungsungunst geschützte Arbeitsstelle, genügend warme Kleidung, Verhinderung von Alkoholgenuß usw. Besondere diätetische Rücksichtnahme kommt nicht in Betracht, diese Leute müssen gegen Diätbelastung widerstandsfähig sein. Der Ersatztruppenteil würde allgemein anzuweisen sein, in Verbindung mit dem Truppenarzt eine geeignete Verwendungsmöglichkeit für den Mann innerhalb des Truppenteils auszusuchen und ihn dementsprechend zu verwenden. Falls der Ersatztruppenteil keine Gelegenheit zur geeigneten Verwendung des Mannes haben sollte, so hätte er dem stellvertretenden Generalkommando (Gouvernement usw.) Meldung zu machen. Dieses hätte die Aufgabe, aus den ihm bekannt gegebenen militärischen Arbeitsverwendungsmöglichkeiten im Korps- usw. Bereich die für den betreffenden Einzelfall geeigneten im Benehmen mit dem stellvertretenden Korpsarzt (Garnisonarzt) auszuwählen. Die Leute würden dann unmittelbar vom Lazarett der betreffenden Arbeitsstätte, worunter auch militärische Geschäftszimmer fallen, überwiesen. Sie würden, falls ihr Ersatztruppenteil nicht am Ort ihrer Verwendung liegt, einem Ersatztruppenteil des Verwendungsortes zugeteilt werden und damit unter die ärztliche Aufsicht des Arztes dieses Ersatztruppenteiles treten, dem auch zunächst die Krankenblätter zu übersenden wären. Ist die für die Arbeitsverwendung oder den Garnison-Innendienst vorgesehene Zeit abgelaufen, so wird der Mann, nach nochmaliger besonderer Untersuchung im Lazarett — darauf wird noch zurückzukommen sein — seinem eigentlichen Ersatztruppenteil zum Garnison-Außendienst überwiesen. Hier würde er dann die völlige Ausheilung, das ist die Erreichung der Kriegsverwendungsfähigkeit, abwarten. Ich glaube, daß sich auf diesem Wege, der sich bei Psychopathen als gangbar erwiesen hat, eine ausgiebige Ausnutzung der militärischen Arbeitskraft des Nierengenesenden unter Innehaltung der noch gebotenen Vorsicht erreichen läßt.

Machen Nierenkranke die Belastungsstadien in der Etappe durch, so würden sie gegebenenfalls zur Durchführung der militärischen Belastung in ähnlicher Weise einer Formation im Bereich der Etappe überwiesen werden können.

Das soeben geschilderte Verfahren im Verein mit der Forderung der Arbeits- und Urlaubsbelastung würde die Bedenken gegen eine militärische Belastungsprobe als Schlußabschnitt des Genesungsstadiums entkräften. Einige Berichterstatter haben nun empfohlen, den Nierengenesenden nach Durchführung von Belastungsproben im Lazarett — also nach unserer Einteilung nach Abschluß der tastenden und vielleicht auch einer gewissen Arbeitsbelastung im Lazarett selbst — als zeitig kriegsunbrauchbar auf 3 Monate zu entlassen. Praktisch wird auch, von einem Korps ist mir das bekannt, so verfahren. — Leider enthalten die Berichte keine Angaben darüber, wie sich dieses Verfahren bewährt hat, was aus den Leuten geworden ist. An sich würden ja für dieses Verfahren die Gründe sprechen, die vorhin eine Beurlaubung als angezeigt erscheinen ließen. Auch ist den Angehörigen dieser Leute, soweit sie mit Rente zur Entlassung kommen, nach einem kürzlich ergangenen Erlaß des Herrn Reichskanzlers (vom 1. 6. 17 — I. a. 8911) Familienunterstützung ohne Nachprüfung der Bedürftigkeit während dreier Monate zu zahlen. Bedenklich erscheint nur, daß die Entlassung der Leute aus der ärztlichen Beobachtung erfolgen soll nach einer verhältnismäßig kurzen und zu wenig auf die Anforderungen wirklicher Arbeit eingestellten Belastungszeit. Dazu kommt noch ein militärisch sehr wesentliches Bedenken. Nach einem kürzlich (7. 7. 1917 Nr. 935/5. 17 C. 1. b. im A. V. Bl. S. 362) ergangenen kriegsministeriellen Erlaß soll von der Einberufung Wehrpflichtiger, die infolge Kriegsbeschädigung um 50 % und mehr erwerbsunfähig anerkannt worden sind, auf Grund der Wehrpflicht abgesehen werden. Wenn also Nierengenesende mit einer Rente von 50 und mehr vom Hundert als kr. u. entlassen werden — und diese Rentensätze werden wir wegen der anzunehmenden Schonungsbedürftigkeit vielfach den Leuten zubilligen müssen —, so gehen sie mindestens auf 1 Jahr für den Militärdienst verloren; denn die Nachuntersuchung des Erwerbsunfähigkeitsgrades darf vor Ablauf eines Jahres nicht stattfinden. Handelt es sich dabei um Leute, die zur Gruppe 1 gehören, also Kriegsverwendungsfähigkeit vor Ablauf des Jahres und bei entsprechender abgestufter Belastung erwarten lassen, so ist die zeitige Kriegsunbrauchbarkeitserklärung militärisch nicht vertretbar. Sie sollte daher nicht als Regel gelten, sondern nur bei Leuten mit einer voraussichtlichen Schonungsrente unter 50 % empfohlen werden, und auch dann möglichst nur bei den Leuten, die eine völlige Ausheilung nicht erwarten lassen, also nicht k. v. werden — vgl. Gruppe 2. Ein Umstand verdient auch noch Beachtung: der zeitig kriegsunbrauchbar entlassene Mann verliert zwar bei der Wiedereinziehung seine Rente, behält aber seine Kriegszulage von 15 M. monatlich und steht sich somit besser als seine den gleichen Dienst versehenden Kameraden: eine Folgeerscheinung, die vom Standpunkt der Notwendigkeit einer gleichmäßigen Behandlung aller Mannschaften besser vermieden wird.

Die Forderung systematisch und für längere Zeit durchgeführter Belastungsproben gilt auch für die unter 2) und 3) aufgeführten mittelschweren oder für die militärische Verwendung ungeeigneten Fälle, nur daß natürlich die Belastungsproben bei den kriegsunbrauchbar werdenden Fällen auf die möglichste Anpassung an die Anforderungen des jeweiligen Berufes mit dem Ziel der Erreichung eines hohen Erwerbsfähigkeitsgrades eingestellt werden. Bei den mittelschweren Fällen der Gruppe 2 wird die Belastung unter ärztlicher Aufsicht besonders vorsichtig zu erfolgen haben und nicht zu rasch abzubrechen sein, denn bei diesen Fällen ist die Gefahr der Verschlimmerung größer als bei den sogenannten leichten Fällen der Gruppe 1. Andererseits wird hier die Frage, ob mit Belastungsproben zu beginnen oder ob die Weiterbehandlung fortzusetzen ist, oft schwierig zu beantworten sein. Neben klinischen Kriterien dürften gerade hier vielleicht die Funktionsprüfungen in manchen Fällen bedeutungsvoll sein. Sehr erfahrene Berichterstatter empfehlen sogar, diese Fälle — ihre diagnostische Klarstellung natürlich vorausgesetzt — mindestens $^{3}/_{4}$ Jahr lang in Behandlung zu behalten, da sich, oft noch nach längerer Zeit als 1 Jahr, bei zweckentsprechender zielbewußter, auch mit scharfer Beobachtung des Kranken einhergehender Behandlung die Zeichen der Nephritis verlören und völlige Ausheilung einträte, wie denn überhaupt bei von vornherein konsequent durchgeführter absoluter Schonungstherapie die Zahl der Fälle der Gruppe 2 erheblich einzuschränken sei. Besondere Berechtigung scheint mir dieser Hinweis für die unter 1 b aufgeführten Fälle mit verzögerter Genesung zu haben. Sie werden daher am besten aus der Gruppe 1 heraus und in die Gruppe 2 übernommen.

Es wäre zu erwägen, die sich länger hinziehenden Fälle der Gruppe 2 und 3 mit unsicherer aber nicht aussichtsloser Heilungsbereitschaft in ein Lazarett zu verlegen, das nach seiner Ausstattung mit Personal, diagnostischen und therapeutischen Mitteln, insbesondere auch durch die Möglichkeit weitgehender diätetischer Maßnahmen und bei erfahrener ärztlicher Leitung die Gewähr für eine raschere und sichere Heilung böte.

Nicht ohne Bedenken ist meines Erachtens der Hinweis in Gruppe 2 und 3, daß bei Genesenden, die eigentlich kriegsunbrauchbar sind, die militärische Verwendung als arbeitsverwendungsfähig im eigenen Beruf, falls dieser nicht ganz ungünstig ist, in Betracht zu ziehen sei. Ich glaube — und dem wird auch in den Berichten mehrfach Ausdruck gegeben —, daß in zahlreichen Fällen der militärische Nutzen dieser an der Grenze der Kriegsunbrauchbarkeit stehenden Leute ein sehr geringer sein wird. Es besteht die Gefahr, daß diese Leute, die ja tatsächlich Kranke sind und unter dem Einfluß mannigfacher subjektiver Beschwerden sowie angesichts der längeren Krankheitsdauer auch eines gesteigerten Krankheitsbewußtseins stehen, sich oft krank melden, in Lazarettbehandlung kommen und so im Dienst häufig ausfallen werden. Auch bedürfen sie bei ihrem Zustande mannigfachster Schonung und Erleichterung in ihrer Lebensführung, oft auch noch einer besonderen Diät: alles Rücksichten, die ihnen unter militärischen Verhältnissen nur in sehr bescheidener Weise gewährt werden können, wenn auch die Ersatztruppenteile angewiesen worden sind, rein militärische, für die Erreichung des Zweckes nicht unbedingt nötige Anforderungen im Interesse der Ausnutzung der Arbeitskraft zurückzustellen. Diätetische Rücksichten können unter militärischen Verhältnissen bei den jetzigen Ernährungsbedingungen nur unter besonders günstigen äußeren Umständen genommen werden (Vorhandensein sogenannter Diätküchen in größeren Städten, Dienstleistungen in Lazaretten usw.). Diese Leute sind im bürgerlichen Leben, z. B. bei Verwendung im Hilfsdienst, weit nützlicher, sie können ihre Arbeitskraft infolge besserer Schonung und entsprechender Lebensweise besser ausnutzen. Ist doch auch schon der Arbeitsverdienst ein Anreiz, mancherlei Beschwerden zu überwinden und etwaigen durch Schonung bedingten Arbeitsausfall durch erhöhte oder verlängerte Tätigkeit wieder wett zu machen.

Es sollte daher die Überweisung der in Gruppe 2 und 3 als kriegsunbrauchbar bezeichneten Leute als a. v. im Beruf zur Truppe nur in ganz besonders begründeten Ausnahmefällen — zweckmäßig nicht bei älteren Leuten — und jedenfalls erst nach eingehenden Verhandlungen mit dem Ersatztruppenteil und Truppenarzt stattfinden. Am ehesten dürften noch Handwerker mit sitzender Lebensweise (Schuster, Schneider usw.) — natürlich guter Kräftezustand und keine besondere diätetische Schonungsbedürftigkeit vorausgesetzt — in Frage kommen.

Im allgemeinen empfiehlt es sich aber, diese Leute als kriegsunbrauchbar, und zwar je nach ihrem Zustand als dauernd oder zeitig auf ein Jahr, zu entlassen und für ihre Überweisung zum Vaterländischen Hilfsdienst Sorge zu tragen. Das entspricht auch dem vorhin gekennzeichneten Standpunkt der Heeresverwaltung, wonach kriegsbeschädigte Wehrpflichtige mit 50 % oder mehr anerkannter Erwerbsunfähigkeit im Bereich des Heeres auf Dienstvertrag beschäftigt werden dürfen —

und diese Leute werden 50 % und mehr erwerbsbeschränkt sein. Um sie dem Hilfsdienst zuzuführen, würde es sich empfehlen, im Verfügungswege folgende Anordnung zu treffen: es muß in das sogenannte Überweisungsnationale, womit der zu Entlassende dem Bezirkskommando überwiesen wird, der Vermerk aufgenommen werden: z. B. „akute Nephritis, Fall aus der oder der Gruppe, zur Verwendung im eigenen Beruf auf Grund des Hilfsdienstgesetzes geeignet“ mit dem Zusatz, ob sogleich oder erst nach 6 oder mehr Monaten. Die Bezirkskommandos hätten dann diese Leute den sogenannten Einberufungsausschüssen namhaft zu machen. Diese Einberufungsausschüsse sollen nach dem Hilfsdienstgesetz (§ 8) bei der Überweisung zur Beschäftigung u. a. auch auf die Gesundheit des Hilfsdienstpflichtigen nach Möglichkeit Rücksicht nehmen. Der Vermerk im Überweisungsnationale würde bei Weigerung des Hilfsdienstpflichtigen unter Berufung auf seinen Gesundheitszustand für die Einberufungsausschüsse und für die von ihnen mit der Untersuchung beauftragten Ärzte eine wertvolle Beurteilungsunterlage sein. So können wir die Nutzbarmachung dieser Leute im Hilfsdienst wesentlich fördern.

Bei Offizieren, Sanitätsoffizieren, Ärzten und Beamten der Heeresverwaltung wird sich im allgemeinen die Heranziehung zu militärischen Dienstleistungen, auch wenn sie der Gruppe 2 und 3 angehören, wegen der Möglichkeit entsprechender Dienstregelung und Schonung leichter und ausgiebiger durchführen lassen.

Die Gruppe B, „Chronische Nephritis“, bedarf, um hervorgetretene Mißverständnisse zu beseitigen, des erläuternden Zusatzes, daß es sich hier nicht um chronische Folgezustände der Kriegsnephritis handelt — sie fallen ausnahmslos unter die Gruppe der akuten Nephritiden —, sondern um schleichend beginnende Nierenerkrankungen anderer Art, die bei unbekanntem oder weit zurückliegendem Krankheitsbeginn zur Einstellung kamen oder während des Dienstes entdeckt wurden. Im übrigen hat die Formulierung Zustimmung gefunden und erscheint auch wegen ihrer allgemeinen vorsichtigen Fassung angesichts der wissenschaftlichen Differenzen gerade auf diesem Gebiete besonders glücklich. Da erfahrungsgemäß chronische Nephritiker mit derartig leichten Krankheitserscheinungen ihrem Beruf oft ungestört nachgehen, wird ihre militärische Beschäftigung als g. v. oder als a. v. im Beruf unbedenklich sein. Auch eine berufliche Verwendung als a. v. in der Etappe wäre je nach dem Zustande des Betreffenden in Betracht zu ziehen.

Um die in diese Gruppe fallenden militärisch brauchbaren Kranken noch besonders abzugrenzen, wäre der Vorschlag erwägenswert, dem

Abschnitt B noch folgenden Zusatz zu geben: „Alle ernsteren Fälle, bei welchen Zylinder, rote und weiße Blutkörperchen dauernd ausgeschieden werden, wo eine nicht ganz unerhebliche und anhaltende Eiweißausscheidung vorhanden ist, wo sich wassersüchtige Anschwellungen oder Neigung zu solchen geltend machen, wo der Blutdruck dauernd hoch ist, wo Herzhypertrophie, Neigung zu Blutungen oder Augenhintergrundsveränderungen bestehen, sind als kr. u. zu bezeichnen".

III. Die praktische Durchführung der unter Ziffer 1 genannten Grundsätze — ich komme zu Frage III der Denkschrift und darf Frage II am Schluß behandeln — setzt eine Reihe organisatorischer Maßnahmen voraus. Zunächst ist die Errichtung von Nierenlazaretten oder Nierenkrankenabteilungen unter Leitung besonders erfahrener Ärzte in jedem Korpsbereich und in jeder Etappe erforderlich. An vielen Stellen bestehen sie schon, ihre allgemeine obligatorische Einrichtung erscheint aber notwendig. Die Lazarettbehandlung Nierenkranker stellt besondere Anforderungen in erster Linie hinsichtlich der Beschaffung, Zubereitung und Verteilung einer besonderen Kost; sie erfordert ein geschultes, besonders zuverlässiges Personal, scharfe Kontrolle der Kranken (Bettruhe, Diät); es sind besondere Vorrichtungen für Untersuchung und Behandlung erforderlich (fortlaufende chemische, mikroskopische Untersuchungen, Blutdruckmessung, genaue Körperwägungen usw.). Das Zusammenlegen Nierenkranker liegt auch im Interesse des behandelnden Arztes, der an einem großen Material Erfahrungen über Behandlung und Beurteilung sammeln kann, die der militärärztlichen Gutachtertätigkeit zugute kommen. Die leichtere Vermeidung von gerade für Nierenkranke verhängnisvollen Infektionen ist ein weiterer Vorteil ihrer Abgrenzung vom sonstigen Lazarettbetrieb. Ob Nierenabteilungen auf inneren Stationen größerer Lazarette oder ob besondere Nierenlazarette einzurichten sind, dürfte sich nach den örtlichen Verhältnissen richten. Für jeden Korpsbereich würde die Einrichtung wenigstens eines selbständigen, in ärztlicher Leitung und sonstiger Ausstattung besonders bevorzugten Nierenlazaretts zweckmäßig sein. Hierher könnten auch prognostisch unklare oder besonders eingehender Behandlung bedürftige Fälle, wie schon vorhin angeregt, verlegt werden. Jeder Nierenkranke wäre, sobald er transportfähig ist, in ein Nierenlazarett oder eine Nierenkrankenabteilung zu verlegen, in erster Linie jede Kriegsnephritis. Die der Gruppe 2 zugehörigen Kranken in den Nierenlazaretten des Etappengebietes wären zweckmäßig in ein Nierenlazarett der Heimat zu verlegen. Wo Nierenlazarette oder Nierenkrankenabteilungen noch nicht bestehen oder wo sie zeitweilig nicht ausreichen, muß jedenfalls dafür gesorgt sein, daß kein transportfähiger Nierenkranker in einem Lazarett liegt, in dem Einrichtungen zur chemischen, mikroskopischen, aräometrischen Urinuntersuchung und zur Blutdruckbestimmung fehlen.

Neben den eigentlichen Nierenlazaretten und in Verbindung mit ihnen erscheinen aber auch Einrichtungen für die Durchführung der vorhin erörterten Arbeitsbelastung erforderlich, am besten in Gestalt von Genesungsheimen, die gleichzeitig die allgemeine Kräftigung der Genesenden durchführen können.

Sehr wesentlich ist eine dauernde ärztliche Überwachung der dem Truppenteile überwiesenen Genesenden. Sie kann ohne Schaffung besonderer Einrichtungen durchgeführt werden. Bestimmungsgemäß muß nach Abschluß der Behandlung ein genauerer Schlußbefund und ein begründetes Urteil über die Kriegsbrauchbarkeit in das Krankenblatt aufgenommen werden. Erforderlich ist, daß die Nierenkrankenabteilungen außerdem noch vermerken, welcher der in den Grundsätzen genannten Gruppe der Genesende angehört, wie oft und nach welcher Richtung hin der Mann nachzuuntersuchen ist und welche sonstigen Besonderheiten der Fall bietet. Das Krankenblatt geht an den Ersatztruppenteil; bleiben die Genesenden im Etappenbereich, so würde das Krankenblatt der betreffenden Formation, der der Genesende zur Durchführung der militärischen Belastungsprobe überwiesen wird, zu übersenden sein. Aufgabe des Truppenarztes wird es sein, die Nachuntersuchungen innerhalb der empfohlenen Zeiträume vorzunehmen, unter Inanspruchnahme des nächsten Lazaretts für mikroskopische und etwaige Blutdruckuntersuchungen. Der Truppenarzt, der über seine Nierenkranken eine besondere Liste zu führen hätte, muß das Nierenlazarett über den Ausfall der Untersuchung und über sonstige für die Beurteilung wichtige Wahrnehmungen und Vorgänge (z. B. anderweitige Verwendung, etwaige Rückfälle usw.) auf dem Laufenden halten. Ich glaube, daß man auch bei aller Berücksichtigung der starken dienstlichen Inanspruchnahme mancher Truppenärzte ihnen diese Mehrarbeit zumuten kann, zumal auf den einzelnen Ersatztruppenteil immerhin wenige Nierenkranke kommen dürften. Es kommt auch in Betracht, in größeren Garnisonen die Nachuntersuchung Nierengenesender für die Garnison einheitlich zu regeln.

Vor jeder Änderung der militärischen Verwendung, insbesondere vor der Erklärung als k. v., würde eine besonders eingehende Untersuchung in einem Nierenlazarett oder durch eine Korpsuntersuchungskommission stattzufinden haben.

Bei Rückfällen würde der Kranke, sobald er transportfähig ist, dem nächsten Nierenlazarett zu überweisen sein. Und Aufgabe dieses Lazaretts wäre es dann, das erstbehandelnde Nierenlazarett über Verlauf und Ausgang des Rückfalles zu benachrichtigen.

Das erstbehandelnde Nierenlazarett selbst wird sich zweckmäßig Auszüge aus den Krankenblättern mit den wichtigsten klinischen Angaben über Krankheitsverlauf, Art und Ausfall von Funktions- und Belastungsproben zurückbehalten und sie durch die truppenärztlichen Angaben ergänzen. So kommt es in den Besitz eingehender Katamnesen über jeden Fall; es kann auf Grund dieser Katamnesen die Richtigkeit und Zweckmäßigkeit seiner Behandlung und Beurteilung prüfen und sich über die Notwendigkeit und Zuverlässigkeit etwaiger Funktions- und Belastungsproben ein Urteil bilden.

Darüber hinaus wird das in sämtlichen Nierenstationen angesammelte Beobachtungsmaterial nach wissenschaftlichen und praktischen Gesichtspunkten statistisch verarbeitet uns dereinst wichtige Aufschlüsse über mancherlei heute noch ungelösten Fragen der Nierenpathologie zu geben imstande sein.

Um schon jetzt die Nierenkrankenabteilungen oder Nierenlazarette über den Erfolg ihrer Behandlung zu unterrichten, wäre es zweckmäßig, in jedem Korpsbereich sämtliche bei den Ersatztruppenteilen befindlichen Nierengenesenden durch besondere fachärztliche Untersuchungskommissionen an der Hand der hier in Rede stehenden Grundsätze untersuchen und beurteilen zu lassen. Dadurch könnten manche Fehlbeurteilungen richtig gestellt, manche Nierengenesende einer rationellen Behandlung und Belastung zugeführt und dem Waffendienst gewonnen oder vor Kriegsunbrauchbarkeit und hoher Erwerbsunfähigkeit bewahrt werden. Auch für das Etappengebiet könnten derartige Nachuntersuchungen in Betracht gezogen werden.

Was die als kr. u. oder bei der Demobilmachung aus dem Heeresdienst entlassenen Nierengenesenden anbetrifft, so enthalten die Versorgungsakten (in der Regel wird Kriegs-D.B. oder D.B. vorliegen) die Ergebnisse der Nachprüfungen. Sie können für katamnestische Forschungen von den Bezirkskommandos beschafft werden. Zur Zeit wird das allerdings bei der starken Inanspruchnahme der Bezirkskommandos kaum durchführbar sein. Diese Arbeit muß einer späteren Zeit vorbehalten bleiben.

Die Nachuntersuchung der mit Rente entlassenen Nierenkranken oder Genesenden erfolgt bestimmungsgemäß gelegentlich der alljährlich stattfindenden Prüfungsgeschäfte. Sie wird zweckmäßig — wie das schon vom Kriegsministerium für das letzte Prüfungsgeschäft angeregt worden ist — so zu organisieren sein, daß die Nierenkranken aus dem Bereich eines oder mehrerer Bezirkskommandos zu einem bestimmten Tage oder an mehreren Tagen nacheinander an den Ort eines größeren, mit den nötigen Hilfsmitteln ausgestatteten Lazaretts bestellt und dort von einer fachärztlichen Kommission, der vorher die Rentenakten zugestellt sind, untersucht worden. Hält die Untersuchungskommission eine Lazarettbeobachtung für erforderlich, so kann diese, allerdings nur mit Einwilligung des Beschädigten, in einem geeigneten Lazarett (Beobachtungslazarett) erfolgen.

Eine kostenlose Lazarettbehandlung dienstentlassener, kriegsbeschädigter Nierenkranker kann vom Generalkommando genehmigt werden, wenn entweder die Krankheit überhaupt heilbar und nur durch angemessene Behandlung im Lazarett eine Heilung oder erhebliche Besserung zu erhoffen ist, oder wenn der Anspruch auf Versorgung oder die Unheilbarkeit nur durch Behandlung und Beobachtung im Lazarett festgestellt werden kann. (Beil. 12 E., Ziff. 27 F.S.O.).

Werden zeitig kr.u. entlassene Nierenkranke wieder eingezogen, so muß für eine gründliche Untersuchung vor Heranziehung zum Truppendienst Sorge getragen werden. Der Arzt des Bezirkskommandos kann diese Untersuchung nicht vornehmen, da ihm Mikroskop und Blutdruckapparat nicht immer zur Verfügung stehen. Am zweckmäßigsten wäre folgendes Verfahren: Bei der Entlassung der Leute wären die Bezirkskommandos durch Aufnahme eines entsprechenden Vermerks in die Entlassungspapiere (Überweisungsnationale) anzuweisen, die betreffenden Leute unmittelbar in ein Nierenlazarett oder in eine Beobachtungsstation zur Untersuchung und gegebenenfalls gleich zur Einstellung zu beordern. Der Beobachtungsstation wären rechtzeitig die Krankenblätter unter Angabe des Tages der Untersuchung zuzustellen. Hier könnte dann die Untersuchung und Beurteilung der Kriegsbrauchbarkeit sachgemäß und rasch erfolgen. Eine Lazarettaufnahme ist nur dann zulässig, wenn der Mann eingestellt wird. Sie wird in Fällen, in denen die Untersuchung von vornherein Kr. U. ergibt, nicht stattzufinden brauchen. Besteht dagegen sichere Aussicht auf Kriegsbrauchbarkeit, so wird das Bezirkskommando um Einstellung des Mannes und gleichzeitige Überweisung zur Lazarettaufnahme zu ersuchen sein.

Die Einrichtung besonderer Nierenbeobachtungsstationen, wie sie manche Berichterstatter fordern, halte ich nach dem Gesagten weder für die Kriegs- noch für die Friedenszeit für erforderlich. Es genügen die Nierenlazarette oder die Beobachtungslazarette; letztere werden in irgend einer Form wohl auch nach der Demobilmachung bestehen bleiben.

IV. Welche Funktionsprüfungen haben sich besonders bewährt und bei welcher Art von Fällen erschienen sie tatsächlich notwendig?

Bezüglich der Frage, inwieweit die einzelnen Funktionsprüfungen wissenschaftlich spruchreif sind, darf auf die Ausführungen F. v. Müllers in Heft 65 der Veröffentlichungen aus dem Gebiete des Militär-Sanitätswesens verwiesen werden. Zu einer sorgfältigen Prüfung der Nierenfunktion gehören Prüfungen:

1. des Wasserausscheidungsvermögens, 2. der Fähigkeit einen konzentrierten Harn zu bereiten (Konzentrationsversuch), 3. eine Untersuchung der Kochsalzausscheidung, 4. eine Untersuchung der Stickstoffausscheidung, 5. die quantitative Untersuchung des Blutes auf Reststickstoff.

An sich würden keine unüberwindlichen Schwierigkeiten bestehen, diese Prüfungen, namentlich bei Einrichtung von Nierenlazaretten in jedem Korpsbereich, durchzuführen; jedenfalls müßten etwaige Schwierigkeiten überwunden werden, wenn die Prüfungen sämtlich für die militärärztliche Beurteilung notwendig wären. Über diesen Punkt gehen aber die Ansichten der Berichterstatter so auseinander, daß es für den nicht praktisch in diesen Dingen arbeitenden schwer ist, sich hierüber ein Urteil zu bilden.

Will man die Vorfrage der Denkschrift, welche Funktionsprüfungen sich bewährt haben, auf Grund der Häufigkeit ihrer Anwendung beantworten, so würden der Wasser- und Konzentrationsversuch nach den Angaben in den Berichten an erster Stelle zu nennen sein. Dabei ist aber zu berücksichtigen, daß die Häufigkeit der Anwendung dieser Versuche wohl vielfach nur in der Einfachheit ihrer praktischen Durchführung und in dem Fehlen von Einrichtungen zur Anstellung anderer Prüfungen begründet liegt. Die Berichte sind daher zur Beantwortung der Frage, welche Funktionsprüfungen sich besonders bewährt haben, im Allgemeinen nur sehr bedingt verwertbar. Noch mehr gilt das für die Beantwortung der Frage, bei welcher Art von Fällen Funktionsprüfungen tatsächlich notwendig erscheinen. Denn den meisten Berichterstattern stehen eindeutige und genügend zahlreiche Beobachtungen über das weitere Schicksal ihrer Patienten nicht zur Verfügung. Sie können daher ein Urteil über die Richtigkeit ihrer praktisch-militärärztlichen Schlußfolgerungen, die sie aus ihren Funktionsprüfungen gezogen haben, nur mit Vorbehalt abgeben. Eine auf allgemeine Anerkennung Anspruch erhebende Beantwortung der die Funktionsprüfungen betreffenden Frage IV der Denkschrift wird daher wohl erst beim Vorliegen ausreichender katamnestischer Erfahrungen in dem vorhin erörterten Sinne möglich sein.

Zu diesem Zweck wird es sich empfehlen, in den Nierenlazaretten Funktionsprüfungen in möglichst weitem Umfange durchzuführen und dabei das praktische Ziel der Ausprobung ihrer militär- und sozialprognostischen Verwertung in den Vordergrund zu stellen. Zur Gewinnung einheitlicher Beurteilungsunterlagen wäre es wichtig, allgemeine, die klinisch-wissenschaftlichen Erfahrungen berücksichtigende Richtlinien für die Ausführung dieser Proben und für die Deutung ihres Ausfalls auszuarbeiten und dem vorgesehenen Merkblatt anzufügen. Von diesem Gesichtspunkt aus kämen, soweit ich mir nach meiner Kenntnis der Literatur und nach der Durcharbeitung der Berichte ein Urteil erlauben darf, der Wasser- und Konzentrationsversuch sowie die Bestimmung des Reststickstoffgehalts des Blutes in erster Linie in Frage, auch wegen der relativen Einfachheit und Schnelligkeit ihrer Ausführung. Sie werden namentlich — das heben auch zahlreiche Berichterstatter hervor — für die Beurteilung mancher auf Grund des klinischen Befunds und Verlaufs prognostisch wenig übersichtlicher Fälle der Gruppe 2 u. U. entscheidend sein können. Dasselbe gilt für manche schwere, nicht ausheilende akute Nephritiden und für die militärärztlich wichtige Unterscheidung der chronischen Nephritiden mit und ohne Niereninsuffizienz, sofern die sonstigen klinischen Befunde für die militärärztliche Entscheidung nicht ausreichen. Für die letztgenannten Fälle wird namentlich die Reststickstoffbestimmung im Blute in Betracht kommen.

Die Funktionsprüfungen mit körperfremden Stoffen — z. B. mit Phenolphthalein — haben im allgemeinen nur vereinzelt Befürwortung, z. T. ausdrückliche Ablehnung erfahren. Doch kann nach dem vorhin Gesagten auch hier das Urteil noch kein endgültiges sein.

Mehrfach betonen Berichterstatter die Notwendigkeit der Funktionsprüfungen, namentlich des Wasser- und Konzentrationsversuchs, für die rationelle Bestimmung der Diät. Für diese Zwecke wird von sehr erfahrener Seite die tägliche Bestimmung des Körpergewichts als notwendig und ausreichend angesehen. Bekanntlich stellt auch die alimentäre und Arbeitsbelastung unter Kontrolle des Urins eine namentlich im Beginn der Rekonvaleszenz wichtige Funktionsprobe dar, deren Notwendigkeit in *jedem* Falle allseitig anerkannt ist.

Mit Recht wird von den Berichterstattern hervorgehoben, daß die vorher genannten Nierenfunktionsproben niemals für sich allein, sondern nur in Verbindung mit den sonstigen klinischen Symptomen und ferner meist nur bei wiederholter Anstellung eine diagnostische und prognostische Bedeutung haben, und daß ihnen gegenüber die bewährten und in allen Fällen notwendigen klinischen Untersuchungen des Harnes, des Blutdruckes, des Herzens, die Berücksichtigung des allgemeinen Kräfte- und Ernährungszustandes unter keinen Umständen vernachlässigt werden dürfen. — Die Berücksichtigung des allgemeinen Kräftezustandes, des Allgemeinbefundes, der Konstitution, des Lebensalters ist — das kann auch bei dieser Gelegenheit nicht scharf genug betont werden — für die Frage der militärischen Verwendung von ganz besonderer, ja oft von ausschlaggebender Bedeutung und darf über der Urinkontrolle und über den Funktionsprüfungen niemals vernachlässigt werden.

V. Die Frage bezüglich der Belastungsproben ist bereits erörtert.

II. Zu der an den Schluß gestellten Frage der Beurteilung der Erwerbsfähigkeit aus dem Heeresdienst entlassener Nierenkranker ist Folgendes zu sagen:

Während bei der Beurteilung der Kriegsbrauchbarkeit die militärisch ausnutzbare Arbeitskraft zu bewerten ist, handelt es sich bei der Abschätzung der Erwerbsfähigkeit um die wirtschaftlich ausnutzbare Arbeitskraft. Sind für die Annahme von Kriegsbrauchbarkeit die militärischen Anforderungen maßgebend, so sind bei der Beurteilung der Erwerbsfähigkeit die Anforderungen der erwerbbringenden Arbeitsgelegenheit zu berücksichtigen, die für den betr. Nierenkranken nach seiner Vorbildung, seinen Kenntnissen und Fertigkeiten, seinem Beruf und seiner sozialen Stellung in Betracht kommen. Beide Aufgaben verlangen ein Urteil über die Leistungsfähigkeit für einen mehr oder weniger langen zukünftigen Zeitraum, beide müssen daher, sollen sie nicht zu Fehlurteilen führen, nicht nur das augenblickliche symptomatologische Zustandsbild, sondern auch den bisherigen Verlauf, die bisherige Art der Reaktion auf bestimmte militärdienstliche oder wirtschaftliche Einwirkungen berücksichtigen. Daher ist bei der Erörterung der Kriegsbrauchbarkeitsbeurteilung ein so großer Wert auf den Anforderungen entsprechende Belastungsproben gelegt und die Einteilung der Nephritiden in gewissem Sinne nach der Widerstandsfähigkeit gegenüber diesen Belastungen vorgenommen worden. Es läge daher nahe, auch für die Beurteilung der Erwerbsfähigkeit die unter Ziffer I erwähnte Einteilung der Nierenerkrankungen zu benutzen. Sicherlich wird uns diese Einteilung, namentlich soweit es sich um die erstmalige Beurteilung der Erwerbsfähigkeit z. Zt. der Entlassung aus dem Heeresdienst handelt, die Beurteilung sehr erleichtern. Wir werden z. B. die Fälle der Gruppe 2, die gegen Belastungsproben konstant bleibende geringgradige Ausscheidungen von Eiweiß und Blutkörperchen im Urin zeigen, sonst aber als ausgeheilt anzusehen sind, daraufhin auch sozialprognostisch sehr günstig beurteilen können; andererseits werden wir einen auch völlig symptomfreien, also klinisch geheilten Mann der Gruppe 1, sofern er noch nicht sämtliche Belastungsstadien durchlaufen hat, mit Vorsicht beurteilen und bei ihm noch ein den Umständen des Falles entsprechendes Schonungsbedürfnis annehmen. Die Fälle der Gruppe 3 werden sämtlich in ihrer Erwerbsunfähigkeit höher einzuschätzen sein, wie hoch, wird dann mit größerer Sicherheit zu sagen sein, wenn die Leute gründlich mit Belastungsproben durchgeprüft sind oder, wie dort vorgesehen, als arbeitsverwendungsfähig in ihrem Beruf verwendet worden sind. Ebenso wird uns die militärische Verwendungsmöglichkeit der eingestellten chronischen Nephritiker brauchbare Unterlagen für die Beurteilung ihrer Erwerbsunfähigkeit geben.

So wertvoll uns diese Art der Einteilung für die späteren Nachuntersuchungen ist, so ist sie doch nicht umfassend genug. Sie berücksichtigt mehr die dem Militärdienst angepaßten Belastungen; Kriegsbrauchbarkeit ist aber nicht immer gleichbedeutend mit Erwerbsfähigkeit. Es ist in ihr zu wenig Spielraum, um 2 für die Erwerbsfähigkeitsabschätzung wichtige Anforderungen gebührend zu berücksichtigen: Die Anforderungen des Berufes und der besonderen Ernährung. Leute, die sich vor Erkältungen, Durchnässungen und Überanstrengungen hüten oder die eine besondere, vielfach auch kostspieligere Diät innehalten müssen, können nicht an beliebiger Stelle Arbeit suchen, sind also in ihrer Arbeitswahl, in ihrer Konkurrenzfähigkeit beeinträchtigt. Der gleiche klinische Befund kann also bei Berücksichtigung des Berufs und der Ernährungsbedingungen einen ganz verschiedenen Einfluß auf die Höhe des Erwerbsunfähigkeitsgrades ausüben. Ein Stubenarbeiter wird anders zu beurteilen sein als ein Landwirt und dieser wieder anders als ein Gelegenheitsarbeiter.

Ich glaube daher, daß wir von der Übernahme des in Ziffer I vorgeschlagenen Einteilungsprinzips in die Anl. 2 der D. A. Mdf. absehen sollten. Abänderungen und Ergänzungen würden sich nur insoweit empfehlen, als der jetzige Wortlaut nur auf die chronischen

Nierenerkrankungen zugeschnitten ist und somit die Kriegsnephritis als die militärärztlich wichtigste Vertreterin der akuten Nierenerkrankungen nicht berücksichtigt. Auch wäre ein Hinweis auf die Bewertung der isolierten Albuminurien ohne sonstigen Krankheitsbefund angebracht. Von manchen Berichterstattern wird die Auffassung vertreten, daß ein mit Restalbuminurie geheilter nierenkrank gewesener völlig erwerbsfähig ist. Dem kann nicht beigetreten werden. Ein gewisses Schonungsbedürfnis muß auch diesen Leuten zugebilligt werden. Noch mehr gilt das für leichte Formen chronischer Nephritis, für die einige Berichterstatter bei entsprechendem leichten Beruf ebenfalls völlige Erwerbsfähigkeit annehmen wollen. Sie verwechseln hierbei Berufsfähigkeit und Erwerbsfähigkeit. Die Erwerbsfähigkeit umfaßt nicht nur die Arbeitsgelegenheiten des Einzelberufs oder eines bestimmten Berufskreises, sondern die Arbeitsgelegenheiten auf dem gesamten wirtschaftlichen Arbeitsmarkt, soweit er dem zu Beurteilenden nach seiner Vorbildung und seinen bisherigen Lebensverhältnissen offen steht. Von diesem Gesichtspunkt aus kann daher ein auch berufsfähiger chronischer Nephritiker nicht als völlig erwerbsfähig bezeichnet werden. Weiterhin empfiehlt sich die Ausmerzung der Bezeichnung Schrumpfniere, weil darunter vielfach Krankheits- oder Zustandsbilder verstanden werden, die (auch hinsichtlich der Erwerbsunfähigkeitsbeurteilung) verschiedenartig sind.

Unter Berücksichtigung der vorstehenden Gesichtspunkte und des Umstandes, daß die Anlage 2 nur allgemeine Anhaltspunkte geben soll, ohne den für die individuelle Beurteilung des Einzelfalls erforderlichen Spielraum einzuengen, möchte ich folgende Fassung des Absatzes 1 der Ziffer 54, in dessen Überschrift das Wort „Chronische“ wegfallen müßte, vorschlagen:

„Bei der Beurteilung von Nierenerkrankungen sind neben den klinischen Krankheitserscheinungen und dem allgemeinen Kräftezustand der bisherige Krankheitsverlauf, die etwaige Notwendigkeit besonderer Schonung oder besonderer Ernährung und die Anforderungen des Berufs zu berücksichtigen. Langsam verlaufende Formen gestatten oft noch Jahre hindurch leichte Arbeiten, so daß hierfür Sätze von $33^1/_3$ bis 50 bis 75 % in Frage kommen. Eine geringgradige Ausscheidung von Eiweiß und roten Blutkörperchen ohne sonstige Krankheitserscheinungen wird im allgemeinen im Hinblick auf das Schonungsbedürfnis mit 10—20 % zu bewerten sein. Nierenerkrankungen, die zu erheblichen Ernährungs- und Kreislaufstörungen geführt haben, können völlige Erwerbsunfähigkeit bedingen.

Bei Nierenerkrankungen mit akutem Beginn ist in den ersten 2 Jahren nach der Entlassung in der Regel jährliche Nachuntersuchung angezeigt.“

Der letzte Satz soll der Erfahrung Rechnung tragen, daß innerhalb der ersten 2 Jahre des Krankheitsverlaufs noch überraschende Besserungen und sogar Heilungen vorkommen können, so daß die Annahme eines Dauerzustandes während dieser Zeit nicht ohne weiteres berechtigt wäre. Dieser Hinweis ist praktisch wichtig in den Fällen, in denen Nierenkranke eine Kapitalabfindung beantragen. Sie kann nach dem Gesetz nur gewährt werden, wenn mit einem Heruntergehen der Erwerbsunfähigkeit unter 10 % nicht mehr zu rechnen ist, eine Voraussage, die wir bei dem Verlauf der Kriegsnephritis in der Regel erst nach Ablauf von 2 Jahren mit ausreichender Wahrscheinlichkeit werden machen können. Bei chronischen Nephritiden wird diese Voraussage im allgemeinen leichter sein.

Das Kapitalabfindungsgesetz verlangt vom militärärztlichen Gutachter auch die Beantwortung der Frage, ob ein baldiges Ableben des Antragstellers mit Sicherheit oder mit an Sicherheit grenzender Wahrscheinlichkeit zu erwarten ist. Ihre Beantwortung wird wohl nur selten Schwierigkeiten machen. Wir werden sie bejahen können bei sehr schweren Hydropsien im vorgerückten Stadium akuter Nierenerkrankungen, bei schweren kardialen Kompensationsstörungen im vorgerückten Stadium der akuten oder chronischen Form, bei einwandfreier Retinitis albuminurica bei chronischen Formen und schließlich wohl auch bei sehr hohen Werten von Reststickstoff.

Bei vorgerückten Stadien von Nierenerkrankungen wird auch die Gewährung einer Pflegezulage und einer Siechtumspflegezulage in Betracht kommen, da es sich dann oft um Zustände handeln wird, die fremder Pflege und Wartung bedürfen. Der Begriff des Pflegebedürfnisses, der die Notwendigkeit a n d a u e r n d e r Krankenpflege und Wartung durch andere Personen voraussetzt, ist neuerdings erweitert worden. Es sollen darin u. a. auch Fälle einbegriffen werden von schweren, an sich 100 % Erwerbsunfähigkeit bedingenden Leiden, die entweder durch die Notwendigkeit besonderer Krankenpflege (ärztliche Behandlung, Bettlägerigkeit, besonders reichliche Ernährung) übermäßige Geldausgaben verursachen oder die durch Art und Schwere der Krankheitserscheinungen den Erkrankten zu den Verrichtungen der gewöhnlichen Lebenshaltung aus eigener Kraft, ohne fremde Hilfe, unfähig machen. Unter diesen erweiterten Begriff des Pflegebedürfnisses wird eine ganze Reihe schwerer Nierenerkrankungen fallen, so daß die Kranken durch die Gewährung von Pflegezulagen — 27 M. monatlich — in die Lage versetzt werden, die erforderlichen Aufwendungen zur Erleichterung oder günstigen Beeinflussung ihres Zustandes zu machen.

Auf Grund vorstehender Ausführungen würde sich zu den in der Denkschrift vorgelegten Fragen folgende Stellungnahme ergeben:

Zu Frage I: Die hier aufgeführten Grundsätze sind für die Beurteilung der Entlassungsfähigkeit und Kriegsbrauchbarkeit Nierenkranker geeignet und daher den ärztlichen Beurteilern an die Hand zu geben.

Sie bedürfen jedoch nach folgender Richtung einer Änderung oder Ergänzung:

a) Entlassung 14 Tage nach völliger Herstellung bei den Fällen der Gruppe 1 a erscheint zu früh gewählt. Es muß für diese Gruppe die Notwendigkeit betont werden, bei jedem Kriegsnephritiker nach der klinischen Heilung und vor Heranziehung zu militärischen Dienstleistungen systematisch abgestufte, hinreichend ärztlich überwachte, möglichst auch für die Kriegswirtschaft nutzbar zu machende Belastungsproben vorzunehmen etwa in der vorhin erörterten Reihenfolge: Stadium der (tastenden) Belastung unmittelbar nach klinischer Heilung, Stadium der Arbeitsbelastung mit kriegswirtschaftlicher Beschäftigung in Genesungsheimen oder ähnlichen Einrichtungen, Stadium der Urlaubsbelastung, Mindestbelastungsdauer in jedem Stadium 14 Tage. Die unter 1 a angegebene Zeit der militärischen Belastung (2 Monate a. v. oder g. v. Innendienst, 2—3 Monate Außendienst) würde dementsprechend in nicht wenigen Fällen abgekürzt werden können.

Sinngemäß würde mit den Fällen der Gruppe 2 zu verfahren sein.

b) Die unter 1 b genannten Fälle sind der Gruppe 2 zuzuteilen und entsprechend zu behandeln, weil dadurch eine bessere Gewähr für ihre völlige oder bedingte Ausheilung geboten wird.

c) Die in Gruppe 2) und 3) zur Verwendung als a. v. im eigenen Beruf in Aussicht genommenen Fälle werden zwecks besserer Ausnutzung ihrer Arbeitskraft in der Regel dem vaterländischen Hilfsdienst zu überweisen sein.

Zu Frage II: Die auf S. 54 u. 55 erwähnte Fassung wird empfohlen.

Zu Frage III: Besondere Einrichtungen zur Untersuchung und etwaigen Nachbehandlung lazarettentlassener Nierenkranker sind nicht erforderlich, wenn Nierenlazarette oder Nierenkrankenabteilungen und Nierengenesungsheime vorhanden sind, deren Einrichtung — schon vielfach vorhanden — in jedem Korps- und Etappenbereich anzustreben ist. Nachuntersuchungen zur Truppe kommender Nierenkranker erfolgt durch Truppenarzt in Verbindung mit dem Lazarett des Standorts und unter Berücksichtigung entsprechender Hinweise des Nierenlazaretts. Die Nierenlazarette müssen über das Ergebnis der truppenärztlichen Nachuntersuchungen auf dem Laufenden erhalten werden, um dadurch den Erfolg ihrer Behandlung und die Richtigkeit ihrer Beurteilung prüfen zu können. Das sich auf diese Weise ansammelnde Beobachtungsmaterial wird eine allgemeine katamnestische Durchforschung der Kriegsnephritis, auch hinsichtlich der Notwendigkeit und Bewährung von Funktionsproben, ermöglichen.

Eine baldige allgemeine Nachuntersuchung der lazarettentlassenen Nephritiker in Heimat und Etappe an der Hand der hier vorliegenden Grundsätze ist empfehlenswert, um diesen Grundsätzen nicht entsprechende Beurteilungen rechtzeitig abzuändern.

Zu Frage IV: Bis zum Vorliegen eingehender katamnestischer Erfahrungen ist eine auf allgemeine Anerkennung Anspruch erhebende Beantwortung kaum möglich. Am meisten dürfte der Wasser- und Konzentrationsversuch sowie die Reststickstoffbestimmung im Blut für die praktisch-militärärztliche Beurteilung in Frage kommen, und zwar in manchen Fällen der zur Gruppe 2 gehörenden mittelschweren, prognostisch wenig übersichtlichen akuten Nephritiden, sowie bei manchen schweren, nicht ausheilenden akuten Nephritiden, und für die Unterscheidung der chronischen Nephritiden mit und ohne Niereninsuffizienz, sofern die klinischen Erscheinungen nicht genügen.

Frage V ist bereits bei Frage I erörtert.

III.

Leitsätze des Wissenschaftlichen Senats zu den in der Denkschrift aufgestellten Fragen.

Zu Frage I: Die hier aufgeführten Grundsätze sind für die Beurteilung der Entlassungsfähigkeit und Kriegsbrauchbarkeit Nierenkranker im allgemeinen geeignet und daher den ärztlichen Beurteilern an die Hand zu geben.

Sie bedürfen jedoch nach folgender Richtung einer Änderung oder Ergänzung:

a) Entlassung 14 Tage nach völliger Herstellung bei den Fällen der Gruppe 1a erscheint zu früh gewählt. Es muß für diese Gruppe die Notwendigkeit betont werden, bei jedem Kriegsnephritiker nach der klinischen Heilung und vor Heranziehung zu militärischen Dienstleistungen systematisch abgestufte, hinreichend ärztlich überwachte, möglichst auch für die Kriegswirtschaft nutzbar zu machende Belastungsproben vorzunehmen etwa in der vorhin erörterten Reihenfolge: Stadium der (tastenden) Belastung unmittelbar nach klinischer Heilung, Stadium der Arbeitsbelastung mit kriegswirtschaftlicher Beschäftigung, Stadium der Urlaubsbelastung. Mindest-Belastungsdauer in jedem Stadium 14 Tage.

b) Die unter 1b genannten Fälle sind der Gruppe 2 zuzuteilen, die etwa folgendermaßen zu umgrenzen ist:

Besteht auch nach halb- bis dreivierteljähriger Krankheitsdauer immer noch eine, wenn auch geringe Eiweißausscheidung und Ausscheidung von roten Blutkörperchen, oder sieht man sie schon in der Ruhe oder bei Belastungen regelmäßig auftreten — also nicht einmal, sondern jedesmal wieder auftreten —, so ist auf militärische Verwendung im Garnisondienst und Felddienst nicht mehr zu rechnen. Solche Leute sind vielmehr als arbeitsverwendungsfähig im geschlossenen Raum, Handwerkstuben, Fabriken usw. zu bezeichnen.

c) Die im letzten Satz des bisherigen Wortlauts in Gruppe 2 genannten Fälle werden in die Gruppe 3 einzubeziehen, die Bezeichnung dieser Gruppe 3 wird mit den Bezeichnungen der Gruppen 1 und 2 in Einklang zu bringen sein.

d) Bei den in Gruppe 3 zur Verwendung als a. v. im eigenen Beruf in Aussicht genommenenen Fällen wird zur besseren Ausnutzung ihrer Arbeitskraft Überweisung zum vaterländischen Hilfsdienst in Betracht zu ziehen sein.

e) Die Bezeichnung der Gruppe B als „Chronische Nephritiden" wird im Hinblick auf den Charakter der Fälle der Gruppe 3 besser ersetzt durch eine Bezeichnung, die sie als alte, bereits vor dem Diensteintritt bestehende Nierenerkrankungen kennzeichnet.

f) Ein Hinweis darauf erscheint angezeigt, daß Offiziere und Beamte u. U. noch militärisch verwendet werden können bei Krankheitserscheinungen, die bei Mannschaften Kr. U. bedingen.

Zu Frage II wird folgender Wortlaut für Nr. 54, Abs. 1 der Anl. 2 D. A. Mdf. empfohlen: „Bei der Beurteilung von Nierenerkrankungen sind neben den klinischen Krankheitserscheinungen und dem allgemeinen Kräftezustand der bisherige Krankheitsverlauf, die etwaige Notwendigkeit besonderer Schonung oder besonderer Ernährung und die Anforderungen des Berufs zu berücksichtigen. Langsam verlaufende Formen gestatten oft noch Jahre hindurch leichte Arbeiten, so daß hierfür Sätze von $33^1/_3$ bis 50 bis 75 % in Frage kommen. Eine geringgradige Ausscheidung von Eiweiß und roten Blutkörperchen ohne sonstige Krankheitserscheinungen wird im allgemeinen im Hinblick auf das Schonungsbedürfnis mit 10—20 % zu bewerten sein. Nierenerkrankungen, die zu erheblichen Ernährungs- und Kreislaufstörungen geführt haben, können völlige Erwerbsunfähigkeit bedingen.

Bei Nierenerkrankungen mit akutem Beginn ist in den ersten 2 Jahren nach der Entlassung in der Regel jährliche Nachuntersuchung angezeigt."

Zu Frage III: Besondere Einrichtungen zur Untersuchung und etwaigen Nachbehandlung lazarettentlassener Nierenkranker sind nicht erforderlich, wenn entsprechend ausgestattete Nierenlazarette oder Nierenkrankenabteilungen vorhanden sind, deren Einrichtung — schon vielfach vorhanden — in jedem Korps- und Etappenbereich anzustreben ist. Nachuntersuchungen zur Truppe kommender Nierengenesener erfolgt durch Truppenarzt in Verbindung mit dem Lazarett des Standortes oder einem Nierenlazarett und unter Berücksichtigung entsprechender Hinweise des Nierenlazaretts. Die Nierenlazarette müssen über das Ergebnis der truppenärztlichen Nachuntersuchung auf dem Laufenden erhalten werden, um dadurch den Erfolg ihrer Behandlung und die Richtigkeit ihrer Beurteilung prüfen zu können. Das sich auf diese Weise ansammelnde Beobachtungsmaterial wird eine allgemeine katamnestische Durchforschung der Kriegsnephritis, auch hinsichtlich der Notwendigkeit und Bewährung von Funktionsproben, ermöglichen.

Eine baldige allgemeine Nachuntersuchung der lazarettentlassenen Nephritiker in Heimat und Etappe an der Hand der hier vorliegenden Grundsätze ist empfehlenswert, um diesen Grundsätzen nicht entsprechende Beurteilungen rechtzeitig abzuändern.

Zu Frage IV: Bis zum Vorliegen eingehender katamnestischer Erfahrungen ist eine auf allgemeine Anerkennung Anspruch erhebende Beantwortung kaum möglich. Am meisten dürfte der Wasser- und Konzentrationsversuch sowie die Reststickstoffbestimmung im Blut für die praktisch-militärärztliche Beurteilung in Frage kommen und zwar in manchen Fällen der zur Gruppe 2 gehörenden mittelschweren, akuten Nephritiden sowie bei manchen schweren, nicht ausheilenden akuten Nephritiden, und für die Unterscheidung der chronischen Nephritiden mit und ohne Niereninsuffizienz, sofern die klinischen Erscheinungen nicht genügen.

Die Funktionsprüfungen dürfen nur durch besonders erfahrene Ärzte ausgeführt und bewertet werden.

Frage V ist bereits bei Frage I erörtert. Es empfiehlt sich, bei der Beurteilung der Belastungsproben für das militärärztliche Schlußurteil, den Ärzten leitende Gesichtspunkte für ihre Ausführung zu geben.

IV.

Richtlinien für die militärärztliche Beurteilung Nierenkranker.

Mit besonderer Berücksichtigung der Nierenentzündungen.

Auf Grund von Beratungen des Wissenschaftlichen Senats bei der Kaiser Wilhelms-Akademie für das militärärztliche Bildungswesen.

Im Allgemeinen.

1. Die Erfahrungen während des Krieges haben gezeigt, daß nicht nur die Behandlung, sondern auch die Beurteilung von Nierenkranken am besten in Nieren-Sonderlazaretten oder in Nierenkrankenabteilungen erfolgt, und daß für das militärärztliche Schlußurteil außer dem Ergebnis der üblichen klinischen Untersuchungen auch der Ausfall bestimmter Belastungsproben maßgebend sein muß.

2. Aufgabe der genannten Nieren-Sonderlazarette oder Nierenkrankenabteilungen (hier kurz „Nierenlazarette" genannt) ist in erster Linie die systematische Überleitung von Genesenen zur militärischen oder gegebenenfalls volkswirtschaftlichen Wiederverwendung, ferner die Behandlung von Nierenkranken, deren Genesung sich hinzieht, und endlich die Beurteilung unklarer Fälle hinsichtlich ihrer militärischen Verwendbarkeit überhaupt und hinsichtlich des Grades ihrer Erwerbsfähigkeit für die Zeit nach der Entlassung aus dem Heeresdienst.

   Daher sollen diese Nierenlazarette unter der Leitung oder Aufsicht eines in der Behandlung und Beurteilung Nierenkranker, in der Durchführung von Belastungsproben, möglichst auch in der Ausführung und Bewertung der neuzeitigen chemischen Untersuchnngen (Funktionsprüfungen) erfahrenen Arztes stehen, für die in Betracht kommenden Untersuchungs- und Behandlungsverfahren besonders eingerichtet und möglichst auch in der Lage sein, bei den dort aufgenommenen Nierengenesenen Belastungsproben in der Form einer Beschäftigung in kriegswirtschaftlichen Betrieben vorzunehmen und die Widerstandsfähigkeit der Nierengenesenen gegenüber diesen Arbeiten zu erproben.

3. Die Verlegung in ein Nierenlazarett darf nicht erfolgen, wenn noch eine Schädigung durch den Transport zu befürchten ist. So wird z. B. im Heimatgebiet ein Nierenkranker im Höhestadium der Krankheit dem nächsten Lazarett zu überweisen sein, wenn ein Nierenlazarett nur durch einen nennenswert weiteren Transport zu erreichen ist. Erst nach dem Abklingen der akuten Erscheinungen wird der Kranke in ein Nierenlazarett zu verlegen sein, wobei für die Beurteilung der Transportfähigkeit auch die Transportdauer, Art und Beschaffenheit der Transportmittel, die Jahreszeit zu berücksichtigen und für den Transport selbst Vorkehrungen für Innehaltung einer entsprechenden Beköstigung (kein Alkohol! keine scharf gewürzten Speisen!), für Vermeidung von Abkühlungen, Erschütterungen und stärkeren Muskelanstrengungen zu treffen sein werden.
4. Für den Bereich des Feldheeres hat der Herr Chef des Feldsanitätswesens bezüglich der Abbeförderung Nierenkranker und Genesender nach Nierenkrankenlazaretten durch Erlaß vom 17. 8. 17 Nr. 21023/17 folgendes bestimmt:

   Die Beschwerden und der Krankheitsvorgang bei Nierenkranken und sogar bei manchen von Nierenleiden Genesenden werden durch längeren Transport oft sehr verschlimmert, selbst wenn die Kranken tunlichst gut gelagert und ihrem Leiden entsprechend beköstigt werden.

   Daher darf, wenn wegen voraussichtlich sehr langer Krankheitsdauer oder wegen der Kriegslage Abbeförderung nach Deutschland in Frage kommt, die Transportfähigkeit nur sehr vorsichtig beurteilt und die Beförderung nur in Lazarettzügen (nicht in Leichtkrankenzügen) und auch nur dann zugelassen werden, wenn in dem betreffenden Lazarettzuge Nierenkrankenkost sichergestellt ist.

   Im allgemeinen sollen Nierenkranke auf dem Kriegsschauplatze ausgeheilt werden, und zwar — auch hier unter schonendstem Antransport — in solchen Lazaretten und — später — Leichtkrankenabteilungen oder Genesungsheimen, in denen Nierenkrankenkost gesichert ist. Dieser Forderung in Leichtkrankenabteilungen oder Genesungsheimen, für die ja sonst Feldkost zutrifft, gerecht zu werden, dazu bietet Preuß. K.M., M.A., vom 16. 2. 16 Nr. 899/2. 16 M.A. Ziffer 1 die Handhabe („Wenn der Zustand einzelner Pfleglinge einer Leichtkrankenabteilung oder eines Genesungsheimes Krankenkost erfordert, so ist ihre Verpflegung der letzteren, gegebenenfalls mit Zulagen aus der außergewöhnlichen Kost anpassen").

5. Belastungsproben dienen dazu, den Grad der Anpassung des Nierengenesenden nicht nur an die körperlichen und diätetischen Anforderungen des gewöhnlichen Lebens, sondern auch an die körperlichen Arbeitsleistungen des Militärdienstes festzustellen, um Rückfällen und Verschlimmerungen im Dienst vorzubeugen. Die Belastungsproben müssen unter Berücksichtigung der Eigenart des Einzelfalles im Sinne einer allmählichen Steigerung systematisch abgestuft und auch möglichst bald für die Kriegswirtschaft nutzbar gemacht werden.

6. Belastungsproben sind unerläßlich bei den frischen Nierenentzündungen, die während des Militärdienstes auftreten, soweit es sich nicht um kurzdauernde, d. h. in wenigen Wochen abgeheilte Erkrankungen gehandelt hat.

   Bei den Wehrpflichtigen, die mit einem bestehenden Nierenleiden eingestellt werden, kann die Widerstandsfähigkeit gegen Belastungen meist schon aus dem bisherigen Verhalten gegenüber den Anforderungen des Berufs usw. festgestellt werden, sofern nicht die Eigenart des Falles eine Beobachtung in einem Nierenlazarett erfordert.

7. Die chemischen Funktionsbelastungen (die sog. Funktionsprüfungen im engeren Sinne, wie z. B. Prüfung des Wasserausscheidungsvermögens, der Konzentrationsfähigkeit, der Kochsalz- und Stickstoffausscheidung, ferner Belastungen mit körperfremden Stoffen) sind, unbeschadet ihrer wissenschaftlichen Bedeutung für militärärztliche Beurteilung, nur in den Fällen erforderlich, bei denen die sonst vorhandenen klinischen Krankheitserscheinungen zur Beurteilung nicht genügen. Sie haben auch nur dann einen Wert, wenn sie von Ärzten vorgenommen werden, die in ihrer Anwendung und in der Deutung ihrer Ergebnisse die erforderlichen Kenntnisse besitzen. Infolgedessen sollten sie nur in Nierenlazaretten oder in Krankenabteilungen mit sachverständigen Ärzten vorgenommen werden.

   Da es für die Einheitlichkeit der militärärztlichen Beurteilung erforderlich ist, daß die Belastungsproben überall möglichst in derselben Form und in demselben Umfang Anwendung finden, sollen hier einige Hinweise für ihre Ausführung gegeben werden.

8. Die Belastungsproben lassen sich wie folgt abstufen:
   a) „Lazarettproben", d. h. vorsichtig dosierte Nahrungs- Bewegungs-, Kälte- und Arbeitsbelastung während des Laza-

rettaufenthaltes des betreffenden Nierengenesenden. Näheres siehe Anhang. Nach gutem Überstehen der Lazarettproben kann sich anschließen eine sogenannte

b) Urlaubsbelastung: d. h. Gewährung von Urlaub, um die Widerstandsfähigkeit der Nieren unter den häuslichen Lebens- und Arbeitsbedingungen des Genesenen zu prüfen. Voraussetzung ist, daß die häuslichen Verhältnisse des Nierengenesenen günstig sind, und daß er nach seiner Persönlichkeit die Gewähr für ein entsprechendes gesundheitsgemäßes Verhalten während seiner Urlaubszeit bietet. In der naßkalten Jahreszeit, ferner bei sehr großen Entfernungen ist Vorsicht bei der Urlaubsgewährung geboten. — Für längere Bahnfahrten ist den Beurlaubten zu bescheinigen, daß sie die Fahrt sitzend zurücklegen müssen.

Nach Ablauf des Urlaubs muß stets eine ärztliche Nachprüfung der Wirkung der Urlaubsbelastung in dem Lazarett, von dem aus die Beurlaubung erfolgt oder veranlaßt worden ist, stattfinden.

War das Ergebnis dieser Proben günstig, so folgt als wichtigste Belastungsprobe die

c) militärische Belastung, d. h. die Überweisung des Nierengenesenen zur Truppe, um in stufenweise sich steigerndem Militärdienst (leichter Arbeits- oder Garnisoninnendienst, erst dann Garnisonaußendienst, und erst am Schluß Dienst in Etappe oder Feld) die Widerstandsfähigkeit gegen die Arbeits- und Lebensbedingungen des Militärdienstes zu erproben.

Über die Dauer der einzelnen Belastungsproben ist bei der Besprechung der einzelnen Erkrankungsformen das Nähere gesagt.

9. Soll die militärische Belastung den angestrebten Zweck erreichen, so ist ein enges Zusammenarbeiten zwischen dem Nierenlazarett und dem Truppenarzt eine unerläßliche Voraussetzung. Dieses Zusammenarbeiten ist notwendig

a) bei der Überweisung des nierenkrank gewesenen Mannes an den Ersatztruppenteil: Lazarett benachrichtigt durch Vermittelung zuständigen Sanitätsamtes den Ersatztruppenteil (Truppenarzt) von der beabsichtigten Überweisung des Mannes unter genauer Angabe, zu welcher militärischen Verwendung er sich eignet, welche gesundheitlichen Rücksichten auf ihn zu nehmen sind. Ersatztruppenteil sucht in Verbindung mit

Truppenarzt geeignete militärische Verwendungsstelle aus; ist eine solche nicht verfügbar, so meldet er dies dem stellvertretenden Generalkommando, das im Benehmen mit Sanitätsamt aus den ihm bekannt gegebenen militärischen Arbeitsverwendungsmöglichkeiten im Korpsbereich die für den betreffenden Mann geeignete auswählt und seine Überweisung dorthin unmittelbar vom Lazarett aus veranlaßt.

b) Während der Durchführung der militärischen Belastung beim Ersatztruppenteil:

Hierbei ist dauernde truppenärztliche Überwachung notwendig und zwar unter Beachtung der vom Nierenlazarett gegebenen Gesichtspunkte, die der Lazarettarzt im Schlußbefund des dem Ersatztruppenteil zugehenden Krankenblatts eingehend zu erörtern und zu begründen hat (s. auch Ziffer 18 e Eba). Der Truppenarzt hat eine besondere Liste über die Nierengenesenen seines Truppenteils zu führen.

Nachuntersuchungen (z. B. chemische und vor allem auch mikroskopische Urinuntersuchungen, Blutdruckmessungen usw.) hat der Truppenarzt bei dem vom Sanitätsamt zu bestimmenden Lazarett in den vom Nierenlazarett für notwendig erachteten Zwischenräumen vornehmen zu lassen und das Untersuchungsergebnis auch im Krankenblatt zu vermerken. In größeren Garnisonen empfiehlt es sich diese Untersuchungen an einer Stelle vornehmen zu lassen.

Solche Nachuntersuchungen werden besonders eingehend vor Übergang zu stärkerer militärischer Belastung, insbesondere stets vor Übergang zum Felddienst — hier unter Umständen mit mehrtägiger Beobachtung in einem Nierenlazarett — zu veranlassen sein. Bemerkenswerte Untersuchungsergebnisse und sonstige für die Beurteilung wichtige Wahrnehmungen und Vorgänge (z. B. Übergang zu stärkerer militärischer Belastung, etwaige Rückfälle usw.) muß Truppenarzt dem Lazarett, das den Nierengenesenen überwiesen hat, unaufgefordert mitteilen; er ist verpflichtet, diesem Lazarett auch sonstige erbetene Auskunft zu erteilen.

10. Zusammenarbeiten von Lazarettarzt und Truppenarzt im Sinne der Ziffer 9 ist auch deshalb notwendig, um dem Lazarett die Unterlagen zu verschaffen, auf Grund deren es die Richtigkeit und Zweckmäßigkeit seiner Behandlung und Beurteilung, die Notwendigkeit und Zuverlässigkeit der vorgenommenen Belastungsproben (einschließlich der etwa ausgeführten Funktionsprüfungen,

s. Ziffer 7) nachprüfen kann: ein wichtiger Beitrag für die so notwendige katamnestische Forschung auf dem Gebiet der Nierenerkrankungen im allgemeinen und der Kriegsnephritis im besonderen.

11. Bei der Entscheidung, ob ein Nierenkranker als kr. u. zu entlassen oder, erforderlichenfalls nach weiterer militärärztlicher Behandlung, noch militärisch (z. B. als a.v. im Beruf) zu verwenden ist, sind folgende Gesichtspunkte zu berücksichtigen:

a) Wird ein Nierengenesener oder Nierenkranker auf Grund von Dienstbeschädigung mit einer Militärrente von 50 und mehr vom Hundert entlassen, so darf er, solange die Anerkennung dieses E. U.-Grades besteht, nicht wieder eingezogen werden. Da die Nachuntersuchung auf etwaige Änderung des E. U.-Grades nicht vor Ablauf eines Jahres nach erfolgter Anerkennung stattfinden darf, kommt somit Wiedereinziehung frühestens nach Ablauf eines Jahres in Frage. Kurzfristige Entlassungen, d. h. Entlassungen als zeitig kr.u. auf eine unter Jahresfrist bemessene Zeit, sind demnach nur angängig bei solchen Nierengenesenen, deren anerkannter Erwerbsunfähigkeitsgrad unter 50 % liegt. Bei ihnen empfiehlt sich ein entsprechender Vermerk in den Entlassungspapieren, ob bei Wiedereinziehung Aufnahme in ein Nierenlazarett vor Absendung zum Truppenteil erforderlich ist (s. Ziffer 14).

b) Bei Nierenkranken, die in absehbarer Zeit nicht zur völligen Ausheilung kommen und nach Befund und Befinden dauernd besondere Rücksichtnahme bezüglich ihrer Verwendung, ihrer Lebensführung und Ernährung erfordern, mithin an der Grenze der Kriegsunbrauchbarkeit stehen, ist zu erwägen, daß unter diesen Umständen ihr militärischer Nutzen nur in ganz besonderen Ausnahmefällen ein nennenswerter ist, daß sie dagegen oft unter den Bedingungen des bürgerlichen Lebens ihre Arbeitskraft in höherem Grade auszunutzen vermögen. Neben der Möglichkeit, ihre Lebens- und Arbeitsweise ihrem Zustande anzupassen, spielt hierbei auch der Arbeitsverdienst eine Rolle, indem er einen Anreiz bildet, mancherlei Beschwerden zu überwinden und etwaigen durch sie bedingten Arbeitsausfall einzuholen. Im allgemeinen wird daher bei solchen Nierenkranken, wenn nicht ein besonderes militärisches Interesse für ihre Verwendung vorliegt (Befragung des Truppenteils, s. Ziffer 9 a), Entlassung als kr. u. und Überweisung zum vaterländischen Hilfsdienst in Frage kommen.

Bei Offizieren usw. und Beamten wird dagegen in solchen Fällen im Hinblick auf ihre mannigfacheren Verwendungsmöglichkeiten, die z. T. auch Schonungsrücksichten gestatten, häufiger von der Entlassung als kr. u. abgesehen werden können.

12. Wird ein Nierenkranker als kr. u. entlassen, so muß das militärärztliche Zeugnis auch ein Urteil über Art, Zeitpunkt und Umfang seiner Verwendbarkeit im vaterländischen Hilfsdienst enthalten.

Dieses Urteil soll den nach dem Hilfsdienstgesetz eingerichteten Einberufungsausschüssen eine Handhabe bieten, einerseits bei der Überweisung zur Beschäftigung auf die Gesundheit der Hilfsdienstpflichtigen nach Möglichkeit Rücksicht zu nehmen, andererseits unberechtigten Berufungen Hilfsdienstpflichtiger auf ihren Gesundheitszustand zu begegnen.

13. Die Nachuntersuchungen entlassener Nierenkranker gelegentlich der Nachprüfung ihres Versorgungsanspruchs beim Prüfungsgeschäft werden zweckmäßig in den Standorten größerer, mit den nötigen Hilfsmitteln ausgestatteter Lazarette durch fachärztliche Kommissionen, denen vorher die Rentenakten zugestellt sind, vorgenommen. Die in Frage kommenden Leute werden aus dem Bereich eines oder mehrerer Bezirkskommandos zu einem bestimmten Tage oder an mehreren Tagen nacheinander in diese Orte beordert. Eine hierbei für notwendig erachtete Lazarettaufnahme dieser bereits entlassenen Nierenkranken zwecks Beobachtung oder Behandlung kann nur mit ihrer Einwilligung erfolgen.

14. Wird bei der Wiedereinstellung zeitig kr. u. entlassener Nierenkranker eine Lazarettbeobachtung vor der Heranziehung zum Dienst für erforderlich gehalten (s. Ziffer 11 a Schlußsatz), so veranlaßt der untersuchende Arzt beim Bezirkskommando, daß der betreffende Mann zu einem Truppenteil einberufen, zunächst aber diesem nicht zugeführt, sondern einem der unter Ziffer 2 genannten Lazarette zur Untersuchung überwiesen wird.

Eine Lazarettaufnahme eines Mannes zur Beobachtung auf Kriegsbrauchbarkeit setzt seine Einstellung ins Heer voraus; anderenfalls ist sie nicht angängig.

In gleicher Weise wäre erforderlichenfalls bei der erstmaligen Einstellung von Nierenkranken oder Nierengenesenen oder von Leuten zu verfahren, bei denen der Verdacht auf das Vorliegen eines Nierenleidens besteht.

Im Einzelnen.

A. Erstmalig akut entstandene Nierenentzündungen bei Heeresangehörigen.

1. Ganz leichte, im Anschluß an akute Infektionen aufgetretene Fälle mit restloser Abheilung, d. h. mit Verschwinden von Eiweiß und roten Blutkörperchen nach mehrwöchiger Krankheitsdauer. Entlassung aus dem Lazarett etwa 3—4 Wochen nach restloser Abheilung und nach gutem Überstehen der Belastungsproben (Lazarettproben) während dieser Zeit. Alsdann Verwendung im Garnisoninnendienst — unter Vermeidung von Erkältungen und Überanstrengungen —. Wenn die Nierengenesenen sich hierin bei mehrfachen Untersuchungen (mikroskopische Untersuchung des Urins auf Formelemente darf neben der Untersuchung auf Eiweiß nie unterlassen werden) bewährt haben, so können sie nach weiteren etwa 4 Wochen im Garnisonaußendienst und, falls auch hier die Untersuchung des Urins auf Formelemente und Eiweiß negativ ausgefallen ist, nach einigen Wochen versuchsweise im Felddienst verwendet werden.
2. Typische Fälle von akuter Kriegsnephritis. Je nach der Heilungsbereitschaft verschiedenes Vorgehen erforderlich:
   a) Leichte oder völlig abgeheilte Fälle, d. h. Fälle, bei denen nach mehrmonatiger Krankheitsdauer im Urin bei den Lazarettproben (s. Anhang) Eiweiß und Formelemente nicht mehr nachweisbar sind und Herz und Blutdruck regelrechtes Verhalten darbieten. Dauer der Lazarettproben: etwa 6 bis 9 Wochen, davon die letzten 4—6 Wochen Arbeitsbelastung in geeigneten kriegswirtschaftlichen Betrieben oder ähnlichen Einrichtungen. Je nach der Lage des Falles können die letzten 2—3 Wochen dieser Arbeitsbelastung mit Urlaub ausgefüllt, oder es kann im Anschluß daran ein mehrwöchiger Urlaub gewährt werden, falls die Voraussetzungen hierfür (s. Ziffer 8 b) erfüllt sind. Nach gutem Bestehen der Arbeits- und Urlaubsbelastung kommt für etwa 2 Monate Verwendung im leichten militärischen Arbeitsdienst in geschlossenen Räumen oder im Garnisoninnendienst unter Vermeidung von Durchnässungen und starken körperlichen Anstrengungen in Betracht. Dann Garnisonaußendienst für 2—3 Monate. Sind auch hierbei, namentlich beim Postenstehen, das in besonderem

Grade zur Ausscheidung von Eiweiß und roten Blutkörperchen Anlaß geben kann, keine Störungen beobachtet worden, versuchsweise Felddienst — aber unbedingt erst nach voraufgegangener mehrtägiger Beobachtung in einem Nierenlazarett (s. Ziffer 2).

b) Mittelschwere oder nicht völlig ausgeheilte Fälle, d. h. Fälle, welche auch nach 6—9 monatiger Behandlung immer noch geringe Mengen von Eiweiß (0,1 ‰ und weniger) oder von roten Blutkörperchen (etwa 3—4 im Gesichtsfeld) entweder dauernd schon in der Ruhe oder regelmäßig bei Belastungen ausscheiden. Für sie kommt beim Fehlen sonstiger Erscheinungen Arbeitsverwendung im geschlossenen Raume oder Garnisoninnendienst in Betracht. Nierengenesende dieser Gruppe, bei denen die in der Ruhe vorhandene Eiweiß- und Blutkörperchenausscheidung im Urin trotz Belastung nicht zunimmt, sind im allgemeinen günstiger zu beurteilen.

Übergang zum Garnisonaußendienst ist bei dieser Gruppe nur dann möglich, wenn sich der Urin im weiteren Verlauf 3 Monate hindurch frei von krankhaften Beimengungen gezeigt hat.

Bestehen neben dem erwähnten dauernden oder bei Belastungen regelmäßig wiederkehrenden krankhaften Urinbefund noch körperliche Hinfälligkeit, Blutdrucksteigerung von 160 mm Quecksilber und mehr (mit dem Riva-Roccischen Blutdruckmesser bei körperlicher Ruhe gemessen), Herzstörungen oder grobe Störungen der Nierenfunktion, so kommt Entlassung als zeitig kr. u. auf 1 Jahr in Frage, unter Umständen unter Empfehlung für den vaterländischen Hilfsdienst im eigenen Beruf, falls dieser nicht ganz ungünstig ist.

Ebenso ist zu verfahren, wenn es sich schon um einen Rückfall handelte oder wenn der Harnsatz reich an verschiedenartigen Formelementen ist oder auch, wenn die Belastungsproben eine erhebliche Zunahme der krankhaften Urinbestandteile hervorrufen.

Gerade für die Fälle dieser Gruppe ist rechtzeitige Überführung in ein Nierenlazarett (s. Ziffer 2) angezeigt, zumal besonders bei ihnen die Anstellung von Nierenfunktionsprüfungen (Ziffer 7) in Frage kommen kann. Die Behandlung ist im allgemeinen abzubrechen, wenn der Zustand des Kranken in den letzten 3 Monaten keine Veränderung gezeigt hat, und sollte in der Regel möglichst nicht länger als $^3/_4$ Jahre dauern.

c) Schwere, trotz 6—9monatiger Behandlung nicht ausgeheilte Fälle, d. h. Fälle, die auch nach dieser Zeit immer noch stärkere Grade von Eiweißausscheidung sowie eine reichliche Ausscheidung von Formelementen oder eine Neigung zu Wassersucht oder ausgeprägten Allgemeinerscheinungen insbesondere von seiten des Herzens darbieten. Sie sind je nach ihrer Schwere und Eigenart als zeitig — auf 1 Jahr — kr. u. oder als dauernd kr. u. zu beurteilen. Empfehlung für den vaterländischen Hilfsdienst im eigenen Beruf, falls dieser nicht ganz ungünstig, kommt in Frage. Rechtzeitige Überführung in ein Nierenlazarett für diese Fälle ganz besonders erforderlich. Auch hier ist im Allgemeinen Lazarettbehandlung beim Ausbleiben einer Zustandsänderung in den letzten 3 Monaten abzubrechen und in der Regel möglichst nicht über $^3/_4$ Jahre hinaus auszudehnen, falls nicht etwa bei der Schwere des Falles oder bei den sozialen Verhältnissen des Kranken eine Entlassung für ihn gesundheitsschädigend ist.

B. Nierenerkrankungen mit unbekanntem oder weit zurückliegendem Krankheitsbeginn, die bei der Musterung, bei oder nach der Einstellung entdeckt werden.

Vorbemerkung: Nicht immer ist Eiweißausscheidung die Folge einer Nierenentzündung, sondern oft nur der Ausdruck einer geringgradigen, eine militärische Verwendung nur wenig störenden Veränderung an den Nieren oder an den Harnwegen. Die Unterscheidung dieser Veränderungen gegenüber gröberen, eine militärische Verwendung erheblich störenden oder völlig ausschließenden Erkrankungen gelingt oft nur durch eine Untersuchung und Beobachtung in einem Nierenlazarett (s. Ziffer 2 und Ziffer 14, letzter Absatz). Anderseits darf beim Vorliegen einer Eiweißausscheidung in den hier in Rede stehenden Fällen niemals eine Untersuchung des Herzens und des Blutdrucks unterlassen werden, da kardiovaskuläre Störungen für die Prognose dieser Fälle wichtiger sind als der Grad der vorliegenden Albuminurie.

1. Bei nur sehr geringgradiger Eiweißausscheidung und beim Fehlen sonstiger Allgemeinstörungen kann Verwendung im leichten Arbeitsdienst (Beruf) oder Garnisoninnendienst unter Vermeidung von Erkältungen und körperlichen An-

strengungen, also möglichst in geschlossenen Räumen, erfolgen. Auch bei Blutdrucksteigerungen bis 160 mm Quecksilber (mit dem Riva-Roccischen Blutdruckmesser bei körperlicher Ruhe gemessen) ist ein gleiches Vorgehen am Platze. Hierbei ist besonders eine Verwendung anzustreben, die dem eigenen Beruf entspricht, falls dieser nicht ganz ungünstig ist.

Bei Blutdrucksteigerungen von 170 mm Quecksilber und mehr kommt dagegen nur eine ganz schonende Verwendung, wie z. B. im Geschäftszimmer, im Kammerdienst usw. in Frage; anderenfalls Empfehlung für entsprechende Beschäftigung im vaterländischen Hilfsdienst.

Bei Offizieren usw. und Beamten braucht auch eine Blutdrucksteigerung von 180 mm Quecksilber an sich kein Gegengrund gegen eine entsprechende Verwendung im Garnisondienst oder in der Etappe zu sein.

2. Orthotische Albuminurie. Bei kräftiger Gesamtkonstitution ist eine Verwendung im Garnisondienst und, falls dieser gut vertragen wird, auch versuchsweise im Felddienst am Platze.

Bei zarter Konstitution kommt Garnisoninnendienst oder leichter Arbeitsdienst (Beruf) in Frage.

Ist der Fall unklar, dann Beobachtung und Beurteilung in einem Nierenlazarett.

C. Verschlimmerung schon vor der Einstellung vorhandener Nierenentzündungen während des Dienstes.

Schwere Störungen, insbesondere von Seiten des Herzens, führen zu Kriegsunbrauchbarkeit, und zwar je nach Lage des Falles zu zeitiger (1 Jahr) oder dauernder.

Leichtere Störungen lassen nach ihrer Behebung aber oft noch eine Beurteilung wie bei A. 2 a und b und B zu.

Militärärztliche Beurteilung der Erwerbsfähigkeit entlassener Nierenkranker.

Bei der Beurteilung von Nierenerkrankungen sind neben den klinischen Krankheitserscheinungen und dem allgemeinen Kräftezustand der bisherige Krankheitsverlauf, die etwaige Notwendigkeit besonderer Schonung oder besonderer Ernährung und die Anforderungen des Berufs zu berücksichtigen. Langsam verlaufende Formen gestatten oft noch Jahre hindurch leichte Arbeiten, so daß hierfür Sätze von $33^1/_3$ bis 50 bis 75 % in Frage kommen. Eine geringgradige Ausscheidung von Eiweiß und roten Blutkörperchen ohne sonstige

Krankheitserscheinungen wird im allgemeinen im Hinblick auf das Schonungsbedürfnis mit 10—20 % zu bewerten sein. Nierenerkrankungen, die zu erheblichen Ernährungs- und Kreislaufstörungen geführt haben, können völlige Erwerbsunfähigkeit bedingen.

Bei Nierenerkrankungen mit akutem Beginn ist in den ersten zwei Jahren nach der Entlassung in der Regel jährliche Nachuntersuchung angezeigt, da vorher eine endgiltige oder über längere Zeit hinaus giltige Entscheidung über den weiteren Krankheitsverlauf oder den Krankheitsausgang nicht möglich ist.

Im vorgerückten Stadium der Erkrankung oder bei an sich schwerem Krankheitsverlauf kann auch die Gewährung einer Verstümmelungs-(Pflege)-Zulage im Sinne der Z. 131g, 141 und 142 und deren Erhöhung im Sinne der Z. 131h, 143 und 144 der D.A.Mdf. in Betracht kommen.

Eine Reihe schwerer Nierenerkrankungen wird schon unter den K.M.-Erlaß vom 8. 2. 17 Nr. 1859. 9. 16 C. 2R II. Ang. fallen, nach dem auch eine Verstümmelungs-(Pflege)-Zulage gewährt werden kann bei schweren, an sich 100 % E. U. bedingenden Leiden, die zwar keine andauernde Krankenpflege und Wartung durch andere Personen erforderlich machen, aber durch die Notwendigkeit besonderer Krankenpflege (ärztliche Behandlung, Bettlägerigkeit, besonders reichliche Ernährung) übermäßige Geldausgaben verursachen oder durch Art und Schwere der Krankheitserscheinungen den Erkrankten zu den Verrichtungen der gewöhnlichen Lebenshaltung aus eigener Kraft ohne fremde Hilfe unfähig machen.

Auch kann in solchen Fällen, in denen zwar keine völlige Erwerbsunfähigkeit besteht, aber das Leiden in Bezug auf Schonungs- oder Pflegebedürftigkeit dem Zustande des Pflegebedürfnisses nahesteht, eine Zuwendung in Höhe der Verstümmelungszulage aus Kapitel 84a des Kriegsjahresetats im Sinne des Erlasses vom 25. 10. 17 Nr. 30. 10. 17 C. 2R gewährt werden.

Anhang.

Belastungsproben im Lazarett (sog. Lazarettproben).[1])

Es sind zu unterscheiden 1. eine Nahrungs-, 2. eine Bewegungs-, 3. eine Kälte- und 4. eine Arbeitsbelastung.

Von diesen soll die Nahrungsbelastung am frühesten begonnen werden, aber auch erst dann, wenn eine strenge und gründliche Behandlung mit Diät und Bettruhe erfolgreich durchgeführt worden ist.

---

1) Siehe besonders auch „Erfahrungen über Feld-Nephritis und ihre Behandlung“ von Professor Dr. Goldscheider, Generalarzt und Beratender Innerer Mediziner bei einer Armee (Zeitschr. f. physik. u. diät. Therapie, Bd. XXI, H. 11).

Sämtliche Belastungsproben dürfen nur ganz allmählich vorgenommen werden, da ein zu rasches Vorgehen möglicherweise Rückfälle erzeugen kann. Aus gleichen Erwägungen sollen die einzelnen unter 1—3 genannten Belastungsproben nie an einem Tage bei demselben Nierengenesenden zusammen vorgenommen werden. Stellen doch die Belastungsproben Anpassungsübungen dar.

Bei der Durchführung der Belastungsproben erscheint es notwendig, außer dem Urin (mikroskopische Untersuchung ist besonders wichtig!) auch den Puls und den Blutdruck unter der Einwirkung der Probe zu untersuchen und zwar nicht bloß unmittelbar im Anschluß an die Belastungsprobe, sondern auch 2, 4 und allenfalls 6 Stunden später, und wenn die Einwirkung der Belastungsprobe auch dann noch nicht aufgehört hat, bis zum endgiltigen Verschwinden der Einwirkung. Vor Anstellung einer neuen Probe empfiehlt es sich stets, einen Schonungstag einzufügen.

Zum Ausschluß von Fehlerquellen empfiehlt es sich, die Belastungsproben zu 1—3 ein- oder zweimal zu wiederholen. Dabei ist auch darüber zu wachen, daß das Ergebnis der vorgenommenen Belastungsproben nicht durch eigenmächtigen Genuß reizhaltiger, außerhalb der Lazarettbeköstigung beschaffter Speisen oder Getränke beeinflußt wird, und daß nur unter zuverlässiger Aufsicht frisch gelassener Urin zur Untersuchung kommt.

Art und Erfolg der vorgenommenen Belastungsproben sind im Krankenblatt zu vermerken.

Zu 1. Nahrungsbelastung: Sie besteht in stufenweise gesteigerten Zulagen (in Salz- und Eiweiß-, besonders Fleischzulagen) zur reiz- und eiweißarmen Nierenkost bis zur Erreichung der gewöhnlichen Vollkost.

Zu 2. Bewegungsbelastung: Sie kommt erst in Frage, nachdem das Eiweiß im Urin bei Bettruhe völlig verschwunden oder während längerer Zeit auf eine ganz geringfügige Menge gesunken ist. Ausführung: Verlassen des Bettes auf kurze Zeit und nicht während der Verdauung. Bleibt nach diesem Aufstehversuch und nach vorsichtigem Umhergehen der Urin frei von Eiweiß und Formbestandteilen oder zeigt ein seit längerer Zeit vorhandener geringfügiger Gehalt an Eiweiß und roten Blutkörperchen keine Steigerung, lassen sich schließlich auch keine auffallenden Erscheinungen am Herzen und am Gefäßsystem feststellen, so folgt zunächst Verlängerung der Aufstehezeit, weiterhin in allmählich aufsteigender Reihe und unter ständiger Prüfung des Urins auf Eiweiß und Formbestandteile sowie des Verhaltens von Herz und Gefäßsystem: Freiübungen in zunehmendem Umfang, desgleichen Stabübungen, ferner $^1/_2$—1stündiger Spaziergang oder ebenso lange dauernde Gartenarbeit und sonstige Beschäftigung wie leichte Hausarbeit, handwerksmäßige Betätigung, später 1—2stündiger Marsch (ohne Gepäck), wenn möglich auf ansteigendem Gelände. Höchstleistungen in Form von Gepäckmärschen sind dagegen nur dann angezeigt, wenn es sich um die Beurteilung der Felddienstfähigkeit handelt, also gelegentlich der in Ziffer 9, letzter Absatz, vorgesehenen Nachuntersuchungen oder Lazarettbeobachtungen.

Beim Auftreten von Eiweiß oder zahlreicher roter Blutkörperchen ist Bettruhe bis zum Verschwinden dieses Befundes angezeigt, danach Wiederholung der Belastungsprobe. Anpassung durch Wiederholung ist erfahrungsgemäß zu erwarten.

Zu 3. Kältebelastung: Sie soll nicht zu früh und dann immer mit größter Vorsicht in Form von kurzdauernden, milden und ganz allmählich in ihrem Kältegrad sich steigernden Abreibungen, Brausen und Fußbädern erfolgen. Zweck: Abhärtung des durch Bettbehandlung und Wärmeanwendung verweichlichten und erschlafften Organismus.

Zu 4. Arbeitsbelastung: Sie bildet den Abschluß der Lazarettproben und besteht in der Zuteilung regelmäßiger Arbeit (Lohnarbeit) an Nierengenesene, und zwar möglichst kriegswirtschaftlicher Arbeit in geeigneten Betrieben.

Zweck: Anpassung an die Arbeits- und Lebensbedingungen des Berufslebens. Für die Zuweisung zu einer dem Zustande angepaßten kriegswirtschaftlichen Betätigung der Nierengenesenen und für ihre gesamte ärztliche Beaufsichtigung hat hierbei das betreffende Lazarett selbst Sorge zu tragen. Bei der Auswahl der Arbeit ist namentlich in der kalten Jahreszeit auf die Vermeidung von Erkältungsmöglichkeiten (Arbeiten möglichst nur in geschlossenen Räumen) und auf entsprechende Kleidung zu achten. Auch soll die Arbeitsstätte, wenn irgend möglich, nicht zu weit vom Lazarett entfernt sein, um Schädigungen zu vermeiden. Die Arbeitsbelastung soll am besten zunächst nur halbtägig und erst später ganztägig versucht werden. Während dieser Zeit soll das betreffende Lazarett auch die erforderlichen Maßnahmen zur Hebung und Kräftigung des Allgemeinzustandes fortführen.

---

23. Heft. Kleinere Mitteilungen über Schussverletzungen. Aus den Verhandlungen des Wissenschaftlichen Senats der Kaiser Wilhelms-Akademie für das militärärztliche Bildungswesen vom 3. Juni 1903. 1903. 2 M.

24. Heft. Kriegschirurgen und Feldärzte in der Zeit von 1848 bis 1868. Von Oberstabsarzt a. D. Dr. Kimmle. 1904. 14 M.

25. Heft. Ueber die Entstehung und Behandlung des Plattfusses im jugendlichen Alter. Von Dr. Schiff. 1904. 2 M.

26. Heft. Ueber plötzliche Todesfälle, mit besonderer Berücksichtigung der militärärztlichen Verhältnisse. Von Oberarzt Dr. Busch. 1904. 2 M. 40 Pf.

27. Heft. Kriegschirurgen und Feldärzte der Neuzeit. Von Oberstabsarzt Prof. Dr. A. Köhler. 1904. 18 M.

28. Heft. Beiträge zur Schutzimpfung gegen Typhus. Bearbeitet in der Medizinal-Abteilung des Königl. Preuss. Kriegsministeriums. Mit 10 Kurven im Text. 1905. 1 M. 60 Pf.

29. Heft. Arbeiten aus den hygienisch-chemischen Untersuchungsstellen. Zusammengestellt in der Medizinal-Abteilung des Königlich Preussischen Kriegsministeriums. I. Teil. 1905. 2 M. 40 Pf.

30. Heft. Ueber die Feststellung regelwidriger Geisteszustände bei Heerespflichtigen und Heeresangehörigen. Beratungsergebnisse aus der Sitzung des Wissenschaftl. Senats bei der Kaiser Wilhelms-Akademie für das militärärztliche Bildungswesen am 17. Februar 1905. Mit 3 Kurventafeln im Anhang. 1905. 1 M.

31. Heft. Die Genickstarre-Epidemie beim Badischen Pionier-Bataillon Nr. 14 (Kehl) im Jahre 1903/1904. Mit einem Grundriss der Kaserne und zwei Anlagen. 1905. 3 M. 60 Pf.

32. Heft. Zur Kenntnis und Diagnose der angeborenen Farbensinnstörungen. Von Stabsarzt Dr. Collin. gr. 8. 1906. 1 M. 20 Pf.

33. Heft. Der Bacillus pyocyaneus im Ohr. Klinisch-experimenteller Beitrag zur Frage der Pathogenität des Bacillus pyocyaneus. Von Stabsarzt Dr. Otto Voss. gr. 8. Mit 5 Tafeln. 1906. 8 M.

34. Heft. Die Lungentuberkulose in der Armee. Im Anschluss an Heft 14 der Veröffentlichungen bearbeitet von Stabsarzt Dr. Fischer. 1906. 2 M.

35. Heft. Beiträge zur Chirurgie und Kriegschirurgie. Festschrift zum siebzigjährigen Geburtstage Sr. Exz. v. Bergmann gewidmet. gr. 8. Mit dem Porträt Exz. v. Bergmann's, 8 Tafeln und zahlreichen Textfiguren. 1906. 16 M.

36. Heft. Beiträge zur Kenntnis der Verbreitung der venerischen Krankheiten in den europäischen Heeren sowie in der militärpflichtigen Jugend Deutschlands. Von Stabsarzt Dr. H. Schwiening. 1907. gr. 8. Mit 12 Karten und 8 Kurventafeln. 6 M.

37. Heft. Ueber die Anwendung von Heil- und Schutzseris im Heere. Beratungsergebnisse aus der Sitzung des Wissenschaftl. Senats bei der Kaiser Wilhelms-Akademie für das militärärztliche Bildungswesen am 30. November 1907. 8. 1908. 1 M. 20 Pf.

38. Heft. Arbeiten aus den hygienisch-chemischen Untersuchungsstellen. Zusammengestellt in der Medizinal-Abteilung des Königlich Preussischen Kriegsministeriums. II. Teil. gr. 8. 1908. 2 M. 80 Pf.

39. Heft. Ueber das Auftreten von Sarkomen, sowie von Haut-, Gelenk- und Knochentuberkulose an verletzten Körperstellen bei Heeresangehörigen. Von Oberstabsarzt Dr. Eichel. 1908. 80 Pf.

40. Heft. Ueber die Körperbeschaffenheit der zum einjährig-freiwilligen Dienst berechtigten Wehrpflichtigen Deutschlands. Auf Grund amtlichen Materials unter Mitwirkung von Oberstabsarzt Dr. Nicolai bearbeitet von Stabsarzt Dr. Heinrich Schwiening. gr. 8. 1909. 5 M.

41. Heft. Arbeiten aus den hygienisch-chemischen Untersuchungsstellen. Zusammengestellt in der Medizinal-Abteilung des Königlich Preussischen Kriegsministeriums. III. Teil. gr. 8. 1909. 2 M. 40 Pf.

42. Heft. Die altrömischen Militärärzte. Von Stabsarzt Dr. Haberling. Mit 1 Titelbilde und 16 Textfiguren. 1910. 2 M. 80 Pf.

43. Heft. Die Hagenauer Ruhrepidemie des Sommers 1908. Bearbeitet in der Medizinal-Abteilung des Kgl. Preuss. Kriegsministeriums. gr. 8. Mit 3 Tafeln u. 8 Abb. im Text. 1910. 2 M. 80 Pf.

44. Heft. Berichte über die Wirksamkeit des Alkohols bei der Händedesinfektion. Zusammengestellt in der Medizinal-Abteilung des Königlich Preussischen Kriegsministeriums. Mit 8 Textfiguren. 1910. 2 M. 40 Pf.

45. Heft. Arbeiten aus den hygienisch-chemischen Untersuchungsstellen. Zusammengestellt in der Medizinal-Abteilung des Königlich Preussischen Kriegsministeriums. IV. Teil gr. 8. 1911. 3 M.